Dr P. BATIGNE

ANCIEN INTERNE
LAURÉAT DES HOPITAUX
DE PARIS

Conférences de Chirurgie

FAITES
A LA SOCIÉTÉ FRANÇAISE DE SECOURS
AUX BLESSÉS MILITAIRES

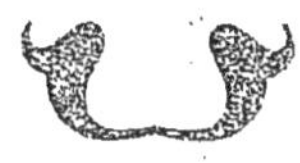

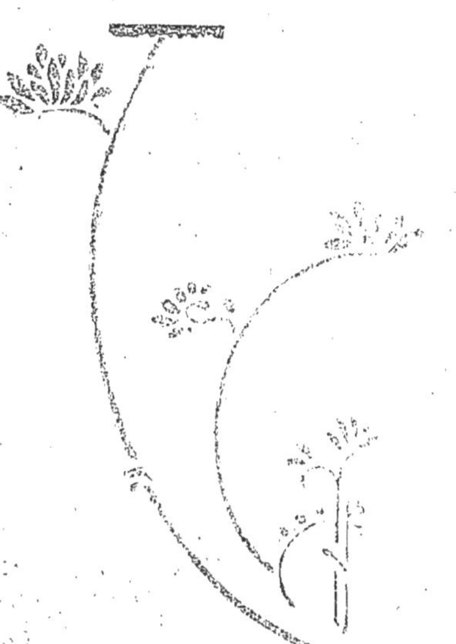

MONTPELLIER
IMPR. MANUFACTURE
DE LA CHARITÉ - 1911

Conférences de Chirurgie

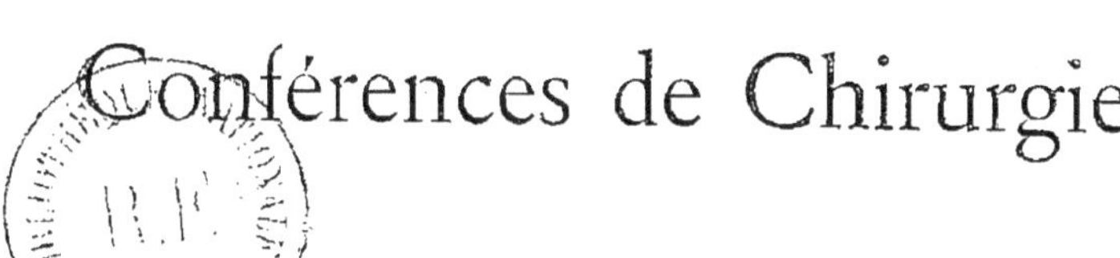

CONFÉRENCES

DE

CHIRURGIE

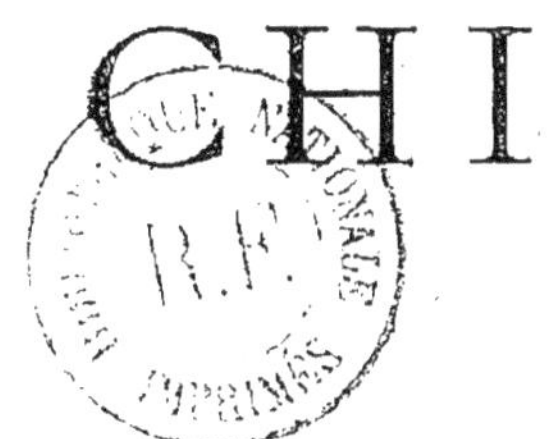

PAR LE

Dr P. BATIGNE

ANCIEN INTERNE, LAURÉAT DES HÔPITAUX DE PARIS

MONTPELLIER

MANUFACTURE DE LA CHARITÉ

(PIERRE-ROUGE)

1911

A MADAME ALBERT GINIEZ

PRÉSIDENTE DE LA SOCIÉTÉ DE SECOURS AUX BLESSÉS MILITAIRES

(Croix-Rouge Française)

MONTPELLIER

Ce livre a été « pensé » pour les si dévouées infirmières de la Croix-Rouge, à laquelle je le dédie.

Ayant eu à développer, et à commenter oralement devant Elles, leurs devoirs d'Hospitalières, et les raisons de ces devoirs, il m'a semblé en relisant mes notes, qu'il y aurait peut-être utilité à les présenter publiquement, et à encourager ainsi, à ma manière, l'actuelle et très remarquable floraison de sollicitude pour les malades et de dévouement aux blessés.

P. B.

Conférences Chirurgicales

Faites à la Société Française de Secours aux Blessés militaires

DISPENSAIRE-ÉCOLE DE MONTPELLIER

1908 - 1909

PREMIÈRE CONFÉRENCE

SUR L'ASEPSIE, L'ANTISEPSIE ET LE LAVAGE DES MAINS...

MESDAMES,

Nous devons admettre, en chirurgie, que chaque fois que le corps est malade, il le doit à la pénétration et au développement en lui-même d'êtres infiniment petits que l'on appelle des *microbes*.

On ne saurait être surpris par une pareille assertion, lorsqu'on se représente — chose parfaitement exacte — que ces microbes existent *partout*.

Ils existent, en effet, dans l'eau que nous buvons, et dans laquelle ils ont été apportés, soit par la pluie qui s'est chargée pendant sa chute des germes flottants dans l'atmosphère, soit par des sources dont l'origine même a été plus ou moins souillée au contact de matières suspectes, soit par des ruisseaux dont le cours a traversé des endroits dont nous connaissons tous la fatale malpropreté, soit encore par des rivières se chargeant dans la traversée d'une ville, de matières éminemment génératrices de maladies.

Ils existent encore dans le sol où ils ont été précisément déposés par les eaux dont nous venons de parler, mais où ils ont été également laissés par une foule de déjections et d'immondices dont la quantité se trouve particulièrement accrue dans les lieux habités... dans les grandes villes.

Ils existent aussi dans l'air au sein duquel flottent toujours des poussières dont nous savons nous méfier par la seule puissance de notre instinct, et que nous apercevons si nettement aux travers des rayonnements du soleil, — surtout visibles dans les centres d'agglomération où le mouvement et l'activité les soulèvent.

Ils existent enfin dans une foule d'endroits où il leur est facile de se réfugier, de se maintenir, et de « s'accrocher » en quelque sorte ; — je veux dire sur les meubles, sur les rideaux, dans l'épaisseur de nos tapis, sur les saillies et dans les dépressions de nos sculptures ; et somme toute, dans les endroits où il existe des recoins et des aspérités capables de les retenir ; dans ceux aussi — comme sous nos meubles — où il leur est aisé de s'accumuler lentement sous l'œil souvent indifférent de nos domestiques.

Mais ce n'est pas tout. — Nous mêmes nous portons des microbes : nous les portons sur nous, et nous les portons en nous.

Sur nous : je veux dire sur nos vêtements dont les épaisseurs en sont peuplées, sur notre peau dont certaines régions les retiennent, telles la barbe et les cheveux.

En nous : je veux dire au sein même des cavités de notre corps où ils se révèlent par des fermentations sur lesquelles il n'y a pas lieu de s'appesantir ici, mais parmi lesquelles je puis bien citer comme les plus connues, les fermentations de la bouche, celles de l'intestin..., et encore, n'est-ce pas, les décompositions qui succèdent à la mort.

Ces microbes, Mesdames, — ces infiniments petits que nous ne voyons pas, — si je vous dis qu'ils sont partout et qu'ils se révèlent à nous par la production des maladies, je dois vous dire aussi comment la science les démontre, pour que dans un tel sujet, dont l'importance domine toute la chirurgie, ce ne soient pas seulement des affirmations que vous entendiez ici, mais encore des preuves étayant solidement ces affirmations.

Or il est trois manières de démontrer leur existence :

La première, c'est le microscope qui les voit grâce à ses agrandissements très puissants, mais grâce aussi aux diverses matières colorantes en usage pour faire apparaître les germes d'une manière plus évidente et plus sensible.

La deuxième, c'est la *culture*; et vous savez qu'on doit entendre par culture le fait de développer le microbe à une température convenable et dans un liquide nutritif, ou *bouillon*, sur lequel on a déposé, ou ensemencé, une minime quantité de l'élément infecté.

La troisième, c'est l'inoculation, qui a pour effet de reproduire la maladie, lorsque le germe générateur est porté par piqûre dans le corps (sous la peau) d'un être vivant.

Il résulte de tout ce que je viens de dire que nous sommes terriblement exposés en face d'un ennemi si invisible et si répandu; — et cela :

Parce que nous buvons une eau qui n'est pas toujours bouillie, filtrée et, pour tout dire : *stérilisée.*

Parce que nous usons d'aliments dont la cuisson

n'est vraiment pas suffisante à détruire les germes qui les habitent.

Parce que nous respirons constamment, malgré nous, un air plus ou moins chargé d'éléments nocifs.

Parce que nous touchons à tout avec des mains qui ne sont pour ainsi dire, jamais protégées... aux jouets, aux livres plus ou moins poussiéreux, aux pièces de monnaies, etc., etc...

Et cependant — remarquons le bien — le nombre des gens atteints n'est pas en rapport direct avec la noirceur des tableaux que je viens de faire passer devant vous. — Pourquoi cela ? — D'où vient qu'il y ait moins de gens atteints qu'exposés ? — moins de gens envahis que de gens attaqués ? — moins de malades, en somme, que de sujets touchés par le microbe ?

Cela est dû, Mesdames, à deux causes :

1° A l'état de non nocivité de certains germes (ou à l'atténuation de leur nocivité).

2° A l'état de résistance du sujet qu'ils attaquent.

a) L'état de non nocivité de certains germes est bien connu et je me bornerai à dire — pour vous le rappeler — qu'il est utilisé dans l'alimentation. Nous savons en effet, que certains mets ne sont appréciés que parce qu'ils résultent de fermentations, *c'est-*

à-dire de modifications par des agents animés ; et il me suffit de citer au hasard certains fromages, le kéfir qui est du lait de vache fermenté, le koumys, qui est du lait de jument fermenté, certaines boissons : bière, cidre, vin... le vinaigre...

D'autre part, sachons bien aussi que le fait de l'atténuation dans la virulence des microbes est absolument capital dans l'étude de la vie de ces êtres ; — et que un même microbe étant donné, ses effets sur nous peuvent être absolument différents suivant son état de virulence ou si vous aimez mieux : suivant son état de férocité, — qui peut être faible, ou moyenne, ou grande au moment où il s'introduit en nous.

Et c'est précisément parce que cette virulence est souvent insignifiante, que nous portons en nous-mêmes, sans en être incommodés, quantités de germes, cependant capables des plus grands méfaits.

b) Une deuxième cause de notre intégrité devant le microbe réside, ai-je dit, dans le fait de notre résistance, et ceci est vraiment bien digne d'intérêt.

N'est il pas vrai, Mesdames, que si les éléments qui composent les diverses parties de notre corps sont sains et bien portants, ils résisteront aux effets nuisibles des microbes, et que, grâce à cette résistance, la maladie ne se produira pas ?

Mais n'est-il pas vrai aussi, que les personnes affaiblies, débilitées, non vigoureuses et déprimées soit par une maladie antérieure, soit par de grandes émotions, soit par de profonds chagrins, soit par de longues veilles et un travail exagéré, sont une proie plus facile pour la maladie ! — Les exemples sont trop connus de ces deux assertions pour que j'insiste plus longuement sur ce point.

❖

Malheureusement nous n'avons pas actuellement de moyens pratiques de reconnaître l'état de virulence et de nocivité des germes qui nous entourent ; et comme d'autre part le degré *précis* de résistance de notre corps ne nous est pas connu, il faut, de toutes façons, que nous le garantissions de leurs atteintes, et que nous luttions contre eux sans merci.

Chez les malades que nous sommes appelés à soigner, une autre raison nous pousse à être impitoyables contre l'arrivée des microbes. Cette raison c'est la plaie, c'est la blessure, c'est l'ulcération qu'ils présentent. — Chez eux, en effet, vous le voyez, la peau n'est pas intacte ; l'enveloppement protecteur qu'elle forme sur tout le corps est interrompu ; il y a une (ou plusieurs) déchirures, une ouverture, un trou, UNE PORTE D'ENTRÉE par laquelle le germe ne demande qu'à s'introduire, et dans laquelle il trouve des liquides : sang, sérosités, « humeurs » — éminemment favorables à son développement — liquides qui sont pour lui un « bouillon de culture » naturel dans lequel il se développe, dans lequel il colonise, dans lequel enfin il manifeste son activité par la sécrétion de dangereux produits dénommés *toxines*.

Il faut donc éloigner les microbes !

La première chose à faire, pour atteindre ce but, c'est de les supprimer sur nous-mêmes qui devons approcher le malade, c'est d'en débarasser nos mains qui doivent le toucher. Or c'est un acte très sérieux et très minutieux que celui qui consiste à se nettoyer et à se purifier les mains, — tellement sérieux d'ailleurs que bien des chirurgiens actuels ne croient pouvoir s'assurer de la pureté de leurs contacts, qu'en opérant avec des gants stérilisés.

Et le fait est que lorsque *dans le monde*, nous nous croyons suffisamment « purs » parce que nous nous sommes très consciencieusement d'ailleurs, lavés et essuyés, nous restons pour le malade un danger, car d'une part nos lavages n'ont pas suffi à débarrasser les pores de notre peau, et les rainures de nos ongles des germes qui y pullulent, et d'autre part les eaux de lavages et les linges étaient eux-mêmes, nous le savons, on ne peut plus septiques.

Voici donc la ligne de conduite qui doit être suivie ici :

Avant le lavage, l'infirmière, étant revêtue d'une blouse, ayant retroussé jusqu'au-dessus du coude les manches de ses vêtements, ayant enfin supprimé bracelets et bagues... s'assurera que ses ongles sont coupés courts et que le nettoyage en est irréprochable.

Le savonnage sera ensuite entrepris — savonnage à l'eau chaude, bien entendu, mais aussi savonnage à la brosse ; — savonnage dans la paume de la main, sur le dos, sur les quatre faces de chaque doigt, sur les rainures des ongles, sur l'avant-bras lui-même ; et en insistant somme toute sur les parties les plus « microbiennes », tels les plis de la peau, tels les interstices des doigts, telles encore leurs extrémités.

Ce savonnage, qui doit être très énergique, car la richesse en germes de la peau est véritablement surprenante, (quelques uns de ces germes étant extrêmement nocifs) ce savonnage, dis-je, doit durer une dizaine de minutes.

Le savon de Marseille est certainement celui qui lui convient le mieux, parce qu'il n'est pas encombré de substances plus ou moins aromatisantes, parce qu'il remplit très bien son but, qui est de décaper la peau, et parce qu'il est doux au contact. Mais il n'est pas seul ! Il y a aussi des savons liquides ; il y a des savons antiseptiques à l'alcool, au naphtol, à l'acide salicylique... et ce qu'il faut leur demander à tous, après tout, c'est un complet dégraissage.

Lorsque ce dégraissage — chimique et mécanique — a été ainsi obtenu, lorsque la peau a été en quelque sorte perméabilisée, on doit l'antiseptiser, je veux dire la baigner d'un liquide destructeur pour les germes qu'elle pourrait encore retenir ; et vraiment ici, on n'a que l'embarras du choix.

C'est d'abord la solution de sublimé, ainsi composée :

Sublimé (encore appelé bichlorure de mercure).	1	gramme.
Alcool	10	—
Eau	1000	—
Acide tartrique	5	—

solution très puissante, mais capable de déterminer dans quelques cas, non seulement une certaine sécheresse et de la rudesse (ceci est assez fréquent), mais encore de l'irritation et même, si l'usage en est prolongé, des troubles d'ordre général : maux de tête, inflammation de la bouche, coliques...

C'est encore la solution iodée :

Iode	0.20	c. gr.
Iodure de potassium	0.40	—
Eau	1000	gr.

C'est ensuite la solution de formol vendue dans le commerce sous le nom de formol ou de formaline ; constituée alors par une solution dans l'eau de l'aldéhyde formique dans la proportion de 40 %, et utilisée ici à la dose de 1 gramme ou un demi-gramme d'aldéhyde pour cent ;

C'est aussi l'alcool à 90° ;

C'est enfin le permanganate de potasse (en solution à 1 ou 2 °/ₒ) — liquide non seulement désinfectant, mais encore doué d'un pouvoir colorant intense, qui ne *mord* sur la peau, que si elle a été bien dégraissée, et par conséquent savonnée comme il convient ; et de plus parfaitement décolorable par immersion dans une solution de bisulfite de soude à 10 o/o.

Une fois les mains et les avant-bras ainsi apprêtés, rien ne doit être touché. On ne doit pas les essuyer, à moins que ce ne soit avec une serviette stérilisée ; et je n'ai pas besoin de vous dire, Mesdames, une chose sur laquelle vous reviendrez d'ailleurs, à savoir que tout ce qui sert à vos lavages : cuvettes, brosses, limes et liquides eux-mêmes... tout doit être aseptique.

Donc, nous n'ouvrirons pas *nous mêmes* les bocaux à pansements.

Donc, nous ne déboucherons pas *nous mêmes* nos flacons.

Donc nous ne découvrirons pas *nous mêmes* nos plateaux d'instruments...

Il est certain, je l'avoue, que lorsqu'on n'a pas

encore pris l'habitude de ces pratiques, on est tout d'abord très gêné et singulièrement embarrassé de ses mains; mais, en ce cas, comme en tous les cas, il y a une question d'entraînement, de persévérance, et d'accoutumance, — de telle sorte qu'au bout d'un certain temps, l'asepsie est spontanément pratiquée et sans aucune espèce de contrainte.

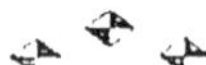

Je crois bon maintenant de mettre en regard de l'exposé que je viens de faire, la façon de pratiquer la désinfection le mieux qu'il est possible, lorsque — comme à la campagne — on peut se trouver privé de la plus grande partie du luxe thérapeutique que nous avons ici.

Eh bien ! on trouvera toujours et partout des blouses, des tabliers, ou au besoin des chemises.

Le savon ne fait, on peut le dire, nulle part défaut.

Un couteau peut servir de lime à ongles ; et quant à l'eau bouillie elle est on ne peut plus facile à obtenir.

D'autre part comment brosser ? et comment antiseptiser ?

S'il n'existe pas de brosse spéciale, il est très possible d'y suppléer en se servant de fibre de bois qu'une ébullition prolongée suffira à désinfecter ;

— et quant à l'antisepsie..., où n'y a-t-il pas du cognac, du rhum, de l'eau-de-vie, substances éminemment inflammables et pouvant donc, non seulement désinfecter dans une bonne mesure, mais encore stériliser par flambages les instruments apportés et les récipients qu'il est si simple de se procurer ?

Dans les régions viticoles — (et c'est par ce détail que je terminerai) — il existe dans la solution de sulfate de cuivre un liquide antiseptique tout trouvé et très acceptable.

DEUXIÈME CONFÉRENCE

ETUDE DES PLAIES

MESDAMES,

Nous avons appris dans la précédente conférence, à nous « approprier » à l'examen du malade.

Etudions maintenant ce malade lui-même ; voyons les lésions qu'il nous peut présenter ; et pour commencer, occupons-nous d'abord de celle qui est la plus banale, la plus commune, et la plus fréquemment observée : Je veux dire : *la plaie*.

Qu'appelle-t-on plaie ?

On doit entendre sous cette dénomination une division de nos chairs, une interruption dans nos tissus, une *solution de continuité*, rapidement produite, et le plus souvent causée par un agent mécanique.

Le type nous en est donné par l'incision du chirurgien ; — mais lorsque nos enfants font une chute sur le genou, lorsqu'ils se servent maladroitement d'un couteau, ou lorsqu'ils marchent pieds nus sur une aiguille ou sur un morceau de verre, ils réalisent également des plaies ; et vraiment ce sont là les seules très dignes d'intérêt pour nous.

Ces plaies peuvent être produites par une foule d'objets ; et leur aspect, très différent suivant les cas, relève bien souvent de la cause qui les a faites.

Les unes, en effet, sont dues à des instruments QUI PIQUENT, à des aiguilles, à des épingles, à des clous, à des poinçons, à des épines, à des épées...... Elles ont pour caractère de présenter un orifice étroit, mais dont les dimensions minimes et par conséquent bénignes en apparence, peuvent cacher des désordres profonds et des blessures d'organes très importants.

Les plaies par instruments TRANCHANTS — encore appelées coupures, sont dues à de véritables *incisions* de nos tissus par des couteaux, des rasoirs, des bistouris, des ciseaux, des sabres, des haches, des faulx... — Leur caractère est d'être plus ou moins allongées, et par conséquent de présenter deux bords, ou si vous aimez mieux : *deux lèvres* saignantes, plus ou moins nettes et régulières, et limitant un orifice ovalaire.

Les plaies par instruments CONTONDANTS sont dues à l'action de corps *mousses*, je veux dire de corps qui ne divisent pas mais qui meurtrissent. Aussi faut-il une certaine violence pour les produire, et les grands chocs, les écrasements, les fortes pressions.... sont leurs agents habituels.

Dans ces cas, les « chairs » ne sont point nettement divisées ; elles sont au contraire broyées, ou comme je le dis plus haut : meurtries ; et l'orifice de la plaie, loin d'être régulièrement limité, est formé de bords sinueux, déchiquetés, et... en carte de géographie.

Que si la violence n'atteint pas le degré nécessaire à la division des tissus, et ne peut, somme toute, triompher de l'élasticité de la peau, elle n'en est pas moins parfaitement capable de produire des troubles profonds que le « public » appelle des *bleus*, lorsqu'ils sont peu marqués, ou des *bosses sanguines*, lorsqu'ils sont plus sérieux ; et qui sont dus, l'un et l'autre, à des ruptures de canaux sanguins et à des épanchements consécutifs.

Je me résume, et je dis que les instruments piquants, tranchants et contondants, nous servent à classifier nettement les plaies d'après leurs causes.

Ces causes étant connues, apprenons maintenant à connaître les plaies en elles-mêmes ; et voyons d'abord comment elles évoluent.

Lorsqu'elles sont chirurgicales, je veux dire régulières, sans meurtrissures, sans déchiquetages, bordées de lèvres unies, très facilement et très exactement accolables, la cicatrisation se fait sans encombre, les vestiges en sont linéaires et à peine visibles, et je le répète, cela n'est pas pour nous intéresser.

Mais il n'en va pas de même dans les plaies accidentelles, et voici comment les choses se passent alors :

Tout d'abord, immédiatement après la blessure, les bords se rétractent ; ils s'écartent, en vertu de la souplesse et de l'élasticité de la peau et en laissant s'échapper du sang en quantité plus ou moins appréciable.

Au bout de peu de temps, l'épanchement sanguin se trouvant tari, on voit s'exhaler entre les lèvres de la plaie, une sorte de sérosité glutineuse et collante, en même temps que les tissus divisés « repoussent » en quelque sorte, bourgeonnent et s'égalisent. — On voit, petit à petit, l'orifice se combler avec grande lenteur. — On voit enfin (comme dit le peuple) les « chairs » remonter, l'orifice se combler, et une surface rose, grenue, et plus ou moins déprimée se substituer progressivement à la plaie.

Malheureusement, comme il existe des germes à la surface de cette plaie — germes se trouvant déjà sur la peau au moment de la blessure, ou germes apportés par l'instrument vulnérant lui-même ; — comme d'autre part ces germes trouvent dans la plaie béante et dans ses liquides, un milieu éminemment favorable à leur développement excessif, ils pullulent, ils infectent la région, ils contribuent à la mortification des tissus ; et finalement ils forment avec les déchets de la blessure un liquide jaune verdâtre et crêmeux auquel on donne le nom de pus.

❖

Telle est l'évolution superficielle de la plaie ! — Mais au dessous, que se passe-t-il ? — Quel sort ont subi les parties profondes ? — Et celles qui ont été intéressées, comment se comportent-elles sous la cicatrisation de la peau ?

Ce sujet présente une si capitale importance que nous devons — pour fixer nos idées — y établir des divisions précises et classifier à ce point de vue les plaies en superficielles, profondes et pénétrantes ; — les plaies superficielles étant celles qui n'intéressent que la peau ; les plaies profondes, celles qui traversent les parties molles sous-jacentes ; les plaies pénétrantes enfin, celles qui ayant traversé nos tissus, sont « tombées » dans une cavité — cavité d'une articulation, cavité de la poitrine, cavité du ventre, cavité d'un viscère.

Il suffit de lire cette classification pour se rendre compte de l'immense intérêt qu'il y a à savoir si une plaie va loin, ou bien, si elle ne touche que les couches superficielles. — Or, nous avons pour cela deux sources de renseignements : l'exploration chirurgicale, et les réactions de la plaie.

L'exploration chirurgicale est absolument dangereuse, car, bien que devant être toujours pratiquée avec une extrême prudence (et par le médecin lui-même) elle est capable de transformer en pénétrantes certaines plaies qui ne l'étaient pas ; Je veux dire : de faire des perforations en voulant sonder la plaie et en connaître le trajet, la direction, les dimensions et les méandres. — Aussi, est-ce surtout sur les réactions locales que nous devons compter pour notre édification.

Ces réactions, il est aisé de le comprendre, seront d'autant plus intenses que la blessure elle-même sera de plus d'étendue, et d'une pénétration plus profonde ; mais *surtout* elles varieront totalement dans les aspects de leur gravité, avec la diversité des organes intéressés et l'importance des couches atteintes.

Je m'explique :

Si un gros « vaisseau » a été atteint, une sérieuse

hémorrhagie (dont nous étudierons prochainement les caractères) en sera la conséquence immédiate.

Si c'est un nerf qui a été piqué ou sectionné, il s'ensuivra des névralgies intenses, ou des paralysies, ou des cessations de sensibilité.

Si l'instrument vulnérant a pénétré dans une articulation, il se produira une tuméfaction généralisée, un vaste épanchement dans le centre même de la jointure, de la difficulté, ou de l'impossibilité des mouvements, des douleurs violentes...

Si les parois de la poitrine ou de l'abdomen ont été traversées, des retentissements formidables éclateront : crachements de sang indiquant la plaie du poumon,... mouvements désordonnés du cœur, preuves de sa blessure,... hémorrhagie de l'intestin, attestant l'ouverture de ce viscère... et somme toute, n'est-il pas vrai, Mesdames, que nous avons là des symptômes si frappants, si bruyants, et si dramatiques, que nous devons conclure que nous sommes vraiment (parfois en dépit de l'aspect extérieur) en présence d'une plaie singulièrement étendue dans sa pénétration ?

❖

Et maintenant, il faut bien savoir encore que si maintes fois l'évolution suit la marche que nous venons d'apprendre, très souvent aussi — trop souvent — des accidents éclatent qui impriment à cette évolution des allures, une durée, et un retentissement particuliers, — souvent graves.

De ces accidents, qu'on appelle COMPLICATIONS, les uns sont locaux, les autres sont caractérisés par leur retentissement sur l'état général du blessé. — Voyons les premiers :

1° Tout d'abord, je citerai la présence de corps étrangers dans la plaie.

Nous savons que ces corps étrangers sont : l'extrémité du corps vulnérant lui-même qui s'y est brisé, un débris de vêtement entraîné par un projectile, ce projectile lui-même...

Nous savons encore que les corps étrangers sont très irritants pour les tissus au sein desquels ils se trouvent, et que d'autre part, n'étant pas stériles, ils provoquent et entretiennent la suppuration, engendrent eux-mêmes des complications, et nuisent singulièrement à la cicatrisation des parties.

2° La lymphangite est une deuxième complication; — c'est une inflammation partie des bords rouges et tuméfiés de la plaie, se présentant sous forme de traînées légèrement saillantes, et presque aussi bien dessinées que les veines bleuâtres que nous connaissons bien ; mais par contre : rouges, sensibles, douloureuses même, à tendance envahissante, progressant peu à peu le long d'un membre et vers sa racine, s'accompagnant de fièvre, de malaises..., — et n'étant en somme autre chose que la réaction produite par les microbes qui ont cheminé de la plaie dans les canaux appelés lymphatiques, canaux qui sont richement répandus sur toute la surface de notre corps.

Toute plaie, quelle qu'elle soit, atteint, et universel réseau lymphatique, dont la fonction, vous l'apprendrez, consiste à porter jusqu'au sang un liquide nutritif : la lymphe. Il n'est pas besoin qu'elle soit grande. Un simple orifice, invisible parfois, suffit; une simple écorchure, une piqûre. — Et que de fois n'est il pas vrai, une légère blessure des doigts retentit douloureusement dans l'aisselle; que de fois une plaie du pied dans la région de l'aine, et cela *parce que l'inflammation a cheminé jusqu'à la racine du membre précisément par le moyen de ce réseau lymphatique !*

3° La phlébite est une autre complication. — Ici c'est une veine, et non un vaisseau lymphatique qui est pris. Cette complication qui est bien connue comme fort grave, nécessite pour éclater, cela va de soi — le voisinage immédiat d'une grosse veine, ou bien encore une infection très violente et capable d'aborder jusqu'à elle à travers une certaine épaisseur de tissus.

La phlébite n'est donc à craindre que dans des cas en somme limités ; et encore, ses dangers ne sont-ils vraiment très redoutables que s'il s'agit d'une veine importante, d'une veine maîtresse d'un membre, d'une veine en somme dont l'obturation par caillot (ce qui est le cas de la phlébite) doit amener des troubles circulatoires sérieux, et dont les fourmillements, les crampes, le gonflement énorme... sont les signes les plus connus ..

4° Vient ensuite l'érysipèle — inflammation de la peau par un microbe célèbre sous le nom de streptocoque ; — contagieuse puisque ce microbe peut être transporté d'un malade à un autre par des mains ou des objets de pansement non suffisamment surveillés; — et parce qu'il est lui-même fort répandu.

Une tuméfaction douloureuse caractérise cette complication, — tuméfaction luisante et s'étendant comme tache d'huile, - tuméfaction accompagnée de tension douloureuse et de rougeur, et surtout d'un malaise tel qu'on doit y voir l'impregnation infectieuse de tout l'organisme.

5° Dans de certains cas, les microbes agissent et évoluent seulement dans le foyer même de la plaie et aux environs immédiats de ce foyer ; ils y désorganisent les tissus, ils en amènent la mortification, ils y provoquent une suppuration abondante ; et pour tout dire : *ils y créent un phlegmon.*

C'est une affection redoutable que celle qui porte ce nom ; particulièrement grave chez les personnes déjà affaiblies, et caractérisée tout d'abord par une atteinte générale qui prouve bien la diffusion des toxines élaborées dans le foyer même de la plaie.

Un gonflement local, une tension très douloureuse ne tardent pas à se produire, puis une rougeur diffuse et de couleur lie de vin ; et pendant que la fièvre et les frissons se poursuivent, on voit le gonflement s'amollir peu à peu, la rougeur se foncer en certains points, la peau se soulever, des perforations se produire ensuite, et enfin du pus s'échapper en grande quantité, entraînant quelques filets de sang, et des débris mortifiés.

A. La plus redoutable de toutes les complications d'ordre général est le tétanos, maladie infectieuse due aux poisons sécrétés par le microbe tétanique, caractérisée par de violents et douloureux accès de contractures musculaires, et dont l'issue doit être considérée comme fatale quand ce sont les muscles de la respiration et du cœur qui se trouvent contracturés.

Il faut savoir que le microbe tétanique — fort répandu — se trouve surtout dans la terre, dans la poussière des rues, dans le fumier... aux environs des endroits habités...

Il faut savoir aussi qu'il n'aime pas l'air ; et c'est d'ailleurs pour cette raison que les plaies profondes, inégales, irrégulières, et anfractueuses le recèlent plus volontiers. Aussi toute plaie déchiquetée, et plus ou moins envahie de poussières ou de débris, doit-elle être tout particulièrement lavée, nettoyée..... et désinfectée.

B. Voici maintenant un malade qui s'est fait accidentellement, ou à qui on a fait une plaie. — Cette plaie n'a pas eu les soins qu'elle réclamait ; et voilà que quarante huit heures après, le malheureux se sent mal à l'aise, qu'il a de la fièvre, qu'il est courbaturé, assoiffé, sans appétit et pris de violents frissons. Son teint jaune terreux, sa langue sèche, ses yeux brillants révèlent une intoxication profonde...

Ce malade est atteint de septicémie !

De quelle cause viennent tous ces effets ? Tout simplement des poisons sécrétés par les germes microbiens de la plaie — poisons quelquefois d'une activité prodigieuse parce qu'ils sont le produit de microbes très virulents ; poisons quelquefois, au contraire, moins toxiques parce qu'engendrés par des germes atténués. — Et voilà donc pourquoi s'il est des septicémies qui se concluent par une « sidération » du malade, et par sa mort rapide, il en est d'autres heureusement, qui guérissent, après l'avoir moins profondément troublé.

Deux mots, pour terminer cette conférence, au sujet des plaies spéciales par armes à feu.

Elles sont de l'ordre des plaies contuses, parce-qu'elles ont des lèvres irrégulières et déchiquetées, parce qu'elles présentent des bords plus ou moins mortifiés, parce qu'elles sont enfin produites par des corps mousses – , il est vrai d'une nature spéciale, puisqu'il s'agit de projectiles... de balles, et d'éclats d'obus.

Lorsqu'on les explore (et il est bien entendu que je ne m'occupe ici que des plaies seules chirurgicales, et non pas des délabrements inouïs par grands projectiles), on constate qu'elles présentent à l'étude un orifice d'entrée, un trajet, et un orifice de sortie — disposition qui est due à la grande vitesse de l'agent vulnérant.

L'orifice d'entrée est petit et net ; l'orifice de sortie est plus étendu, plus irrégulier, plus en entonnoir ; le trajet qui les unit est fort irrégulier lui-même ; et cela n'est point pour nous étonner si nous songeons qu'il a été fait dans des tissus de natures fort différentes — intéressant les muscles, la graisse, les nerfs, les vaisseaux, voire même les os..... qui sont parfois pulvérisés.

De plus, elles recèlent des corps étrangers qui sont des débris de vêtements, de la terre, des fragments osseux détachés, des parcelles métalliques, et qui joignent à l'attrition qu'ils produisent, une infection profonde et toujours compliquée de mortification.

Enfin n'oublions pas que ces plaies ont été faites sur des sujets en état de surmenage par l'action même de la bataille, et souvent aussi chez des sujets déprimés et se trouvant dans des conditions d'ambiance plus ou moins défectueuses.

TROISIÈME CONFÉRENCE

PANSEMENT DES PLAIES

Mesdames,

J'ai l'intention d'étudier aujourd'hui devant vous, la question du pansement des plaies, — question de toute première importance, car, faire un bon pansement, c'est :

1° Eloigner ou détruire les germes qui ne demandent qu'à coloniser dans la plaie ;

2° Protéger cette même plaie contre les heurts et les violences.

Or, vous le savez, deux cas se peuvent présenter :

a) Ou bien il s'agit d'une plaie aseptique — d'une plaie d'opération régulière, c'est-à-dire d'une plaie faite de propos délibéré, et par suite, dans des conditions préparatoires à une évolution sans incidents ;

b) Ou bien il s'agit :

Soit d'une plaie suppurante,

Soit d'une plaie *douteuse,* parcequ'elle a subi des contacts suspects, ou parce qu'elle se trouve dans un milieu infecté.

Dans le premier cas :

Puisque la plaie est *aseptique* de par les lavages répétés et méticuleux qui ont précédé l'opération, — puisque cette plaie est aseptique de par la propreté des mains de l'opérateur, – puisqu'elle est aseptique de par la stérilisation des instruments qui l'ont faite... il suffira de la maintenir dans cet état d'asepsie, et ce résultat sera obtenu :

Non seulement par l'occlusion qu'amène le rapprochement, l'affrontement très exact des bords, et le maintien de cette fermeture avec des fils ou des agrafes,

Mais encore par l'application de compresses de gaze stérilisée défendant la plaie contre l'accès des germes extérieurs, et par la superposition — à ces compresses — d'une ouate, également stérile, et dont le but, qui est double, est de filtrer l'air et de former au dessus de la ligne délicate et sensible de l'incision une sorte de coussinet amortissant les frottements et les chocs.

Dans le deuxième cas (celui d'une plaie suppurante

ou douteuse), — c'est un pansement *antiseptique* qu'il nous faudra faire — un pansement ayant pour mission d'agir sur les microbes de la plaie par les substances incorporées en lui.

Or, comment nous y prendrons nous pour préparer et pratiquer ce pansement ?

Eh bien, comme je veux me défendre ici des exposés et des explications trop scientifiques, et comme avant tout je tiens à me placer sur le terrain éminemment pratique qui doit être toujours le nôtre, je vais, dans le plus grand ordre possible, parcourir avec vous, — et l'une après l'autre, — les diverses phases d'un pansement antiseptique complet.

Tout d'abord la région malade sera disposée par nous de telle manière, que les liquides devant servir aux irrigations et aux nettoyages, puissent s'écouler dans une direction déterminée. C'est vous dire qu'une toile imperméable disposée au dessous du blessé les canalisera vers un sceau, évitera les « inondations », et sera donc tout à fait indispensable.

Cette précaution une fois prise, on s'attaquera immédiatement aux régions voisines de la plaie. On les nettoiera par le savonnage, car non seulement ces environs sont toujours septiques (je veux dire infectés) mais encore ils sont le plus souvent malpropres — On les passera ensuite à l'éther en imbibant de ce liquide des tampons de ouate hydrophile, et en frottant régulièrement dans le sens des rayons d'une roue (c'est-à-dire du centre à la périphérie) — de manière à dégraisser la peau, et à éloigner les impuretés de la plaie.

Celle-ci se trouve alors dégagée. Il faut maintenant la nettoyer elle-même ; et d'abord il faut l'irriguer.

Si elle est de petite étendue, il suffira pour cela d'exprimer au dessus d'elle des tampons de ouate hydrophile imbibés. Si au contraire elle présente de grandes dimensions, il vaudra mieux se servir d'un bock injecteur, du modèle que je représente dans la figure ci-après (1).

De quels liquides nous servirons-nous ? Nous connaissons déjà les solutions de sublimé, de formol, d'iode..... Je n'en reparlerai donc pas ; mais par contre j'insisterai sur un liquide partout très en honneur, et probablement pour longtemps, en raison de son action anti infectieuse et de son innocuité, je veux dire l'eau oxygénée ou bioxyde d'hydrogène.

(1) Je remercie bien vivement la maison Gentile de sa parfaite obligeance à mettre à ma disposition quelques-unes de ses figures à côté de mes dessins personnels.

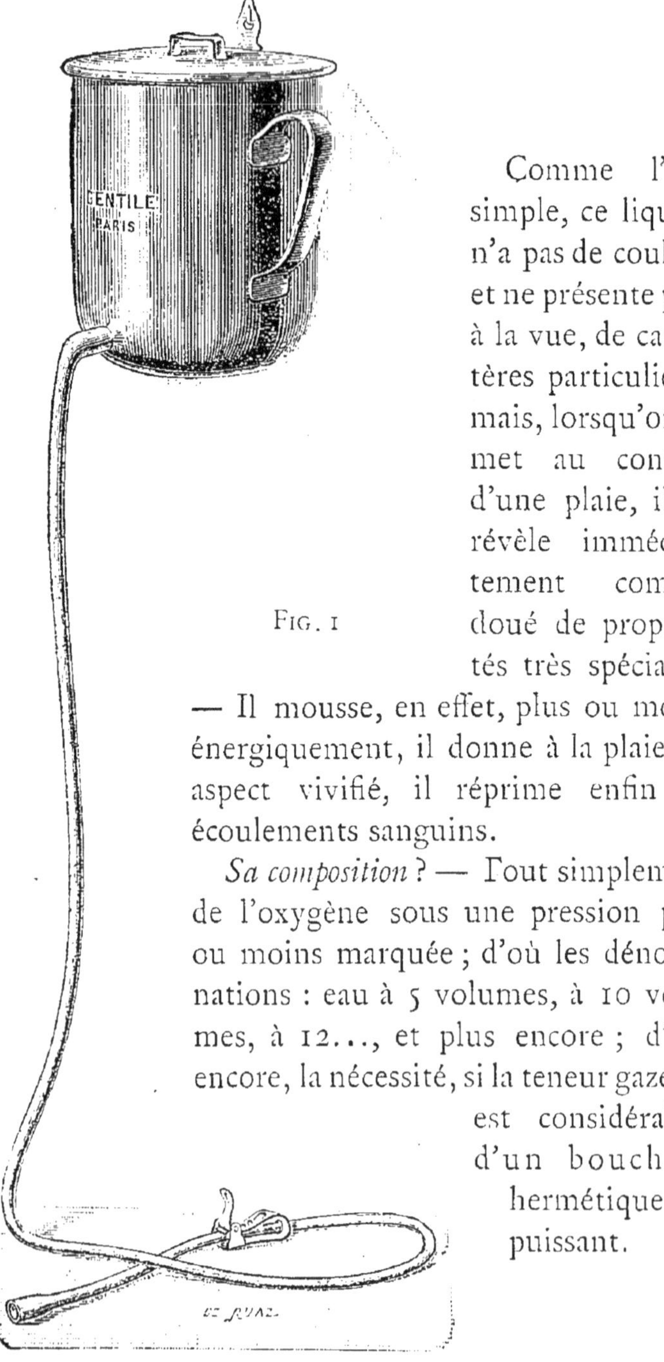

FIG. 1

Comme l'eau simple, ce liquide n'a pas de couleur et ne présente pas, à la vue, de caractères particuliers; mais, lorsqu'on le met au contact d'une plaie, il se révèle immédiatement comme doué de propriétés très spéciales. — Il mousse, en effet, plus ou moins énergiquement, il donne à la plaie un aspect vivifié, il réprime enfin les écoulements sanguins.

Sa composition ? — Tout simplement de l'oxygène sous une pression plus ou moins marquée ; d'où les dénominations : eau à 5 volumes, à 10 volumes, à 12..., et plus encore ; d'où, encore, la nécessité, si la teneur gazeuse est considérable, d'un bouchage hermétique et puissant.

L'eau oxygénée est, en effet, instable, c'est-à-dire aisément dédoublée. Facilement elle se décompose, et particulièrement par le contact des matières organiques (plaies, débris des plaies.... liquides des plaies.....) par l'action de la chaleur et par le séjour prolongé à l'air libre. — Elle a d'ailleurs d'autres inconvénients, et en dehors des impuretés qu'elle recèle dans le commerce (impuretés d'ailleurs chimiques et facilement neutralisables) elle a le tort d'attaquer les instruments, les cuirs, les caoutchoucs, et de *brûler* le linge qui véritablement s'effrite et se pulvérise quand il a plusieurs fois subi son action.

Mais d'autre part quel incomparable antiseptique, et quel liquide réparateur, puisque, *n'étant pas toxique*, il détruit rigoureusement les germes, puisqu'il atténue les hémorragies, et puisque les bulles qui s'en dégagent si richement, exécutent, en somme, une sorte de « balayage » et par conséquent, de déblayage de la plaie !

Lorsqu'on se trouve en présence de plaies véritablement septiques, infectées, mortifiées, fétides, gangrenées....., d'autres liquides sont nécessaires, doués de propriétés très actives ; et l'un des meilleurs est certainement le chlorure de zinc.

Employé en solution concentrée, c'est-à-dire dans la proportion de 1 gramme de chlorure pour

10 grammes d'eau, c'est à de simples attouchements qu'il devra servir, étant donnée sa très grande causticité. Employé au contraire en solution faible (1 ou 2 °/₀) il peut servir à de véritables lavages.

Je vous recommande encore, comme liquides irrigateurs, la solution de bicarbonate de soude, et la solution salée. — La première s'obtient en faisant dissoudre dans un litre d'eau stérilisée bouillie, 15 à 20 grammes de bicarbonate ou sel de Vichy, et paraît agir favorablement sur la vitalité des bourgeonnements de la plaie, et ce, très certainement par dégraissage et partant, par contact plus intime avec les tissus.

La deuxième s'emploie dans la proportion de 9 grammes de chlorure de sodium ou sel de cuisine, par litre d'eau, et agit non seulement comme « laveuse », mais aussi comme tonique ; car en somme sa composition la rapproche de nos humeurs qui sont salées, c'est-à-dire des liquides normaux de notre organisme.

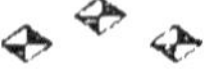

Maintenant, Mesdames, que notre plaie a été *lavée*, est-elle prête pour le pansement ? — Oui dans la plupart des cas ; pas toujours cependant.

Parfois il est nécessaire de baigner pendant 10, 15, ou 20 minutes toute la partie malade (la main.....

l'avant bras.....) et par exemple quand on redoute de voir progresser l'inflammation.

Parfois, afin de faire pénétrer plus profondément l'antiseptique dans les irrégularités d'une plaie mâchonnée, il est bon de recourir à des pulvérisations, — soit au moyen du pulvérisateur à main qui est l'analogue de nos pulvérisateurs de toilette, soit au moyen du pulvérisateur à vapeur.

Parfois enfin, il est absolument utile de « drainer » la plaie, parce que par suite de ses méandres, de ses clapiers et de ses arrière-cavités, l'écoulement en est difficile, se vide mal, et doit être aidé dans son évacuation. Or le moyen classique d'y arriver est d'y plonger un de ces tubes de caoutchouc rouge que vous connaissez bien.

Voici donc terminée la toilette de la blessure. C'est maintenant le moment de la recouvrir, de la mettre à l'abri des heurts et des germes extérieurs, et d'en faire en somme le pansement.

Dans les cas très infectés ou très douteux, il est bon d'ajouter à l'application simple des tissus *panseurs*, leur imbibition par un liquide qui parachèvera dans le calme et l'isolement, les effets curatifs des irrigations antérieures ; — c'est là ce qu'on appelle le pansement humide.

Que si au contraire, soit parce que l'effet du pansement humide aura été suffisamment produit, soit parce que la plaie n'étant pas profondément septique et marchant naturellement vers une guérison sans encombre, il n'est pas nécessaire d'être aussi *actif*, alors on recourra au pansement sec.

Les diverses couches qui composent le pansement humide sont tout d'abord des compresses imprégnées de liquide — compresses de mousseline, de tarlatane, ou de « raide » (comme disent les couturières, qui signifient par ce mot l'imbibition amidonnée de ces tissus), — compresses disposées en plusieurs doubles et de manière à rappeler comme épaisseur, consistance, et humidité, l'ancien et malpropre cataplasme.

En outre, pour qu'il puisse résulter de l'action de ces compresses, une ambiance de vapeurs antiseptiques et une permanence de l'humidité, on doit s'opposer à l'évaporation ; et voilà pourquoi on superposera aux compresses une feuille de substance imperméable, d'étendue un peu supérieure à celle de ces dernières, et qui sera soit du taffetas gommé, soit de la gutta-percha laminée (1).

(1) Il est des chirurgiens qui rejettent l'imperméable, comme étant trop « imperméable », comme maintenant trop rigoureu-

Enfin au-dessus de la surface imperméable, on aura soin de déposer une couche de ouate stérilisée ordinaire, je veux dire : non hydrophile — laquelle ouate servira non seulement à filtrer l'air, mais encore à amortir les chocs et les violences.

Le tout sera maintenu par une bande modérément serrée ; et c'est ainsi que se trouve constitué le pansement humide.

Lorsque c'est un pansement sec que l'on désire appliquer, point ne faut humidifier les compresses. Celles-ci doivent être stériles, bien entendu, mais stériles sèches ; et dès lors, l'évaporation n'étant pas à redouter, la lame imperméable devient inutile. — On la supprimera donc, et on déposera à sa place une lame de ouate blanche dégraissée ou hydrophile et par conséquent bien capable d'absorber les liquides qui pourraient s'écouler de la plaie.

De même que pour le pansement humide, une épaisse couche de coton ordinaire couvrira le tout, car toujours la blessure doit être protégée contre les injures extérieures. — Enfin le pansement sera fixé par une bande.

sement l'humidité, et par suite comme étant cause de macération de la peau. Pour eux la ouate ordinaire qui, à l'encontre de l'hydrophile, n'aime pas l'eau, est absolument suffisante pour le maintien de cette humidité.

Deux mots sur les ouates et sur les bandes.

Les ouates se trouvent en pharmacies et dans les fabriques d'objets de pansement ; mais elles sont également répandues et *appréciées* dans les grands magasins. — Or il faut se défier de ces dernières, et surtout de leurs prétentions à la stérilité. — L'enveloppe parcheminée qui les recouvre porte bien l'étiquette : aseptique ; mais, rien n'est moins prouvé que cette asepsie. Je dis plus ; alors qu'elle eut été réelle au début, elle ne pourrait se maintenir dans un tel milieu.

Les bandes qui assujetissent le pansement ne sont plus comme jadis des bandes de toile, car non seulement ces dernières s'adaptaient et s'appliquaient mal, mais encore elles glissaient si la toile n'était pas très usagée, et somme toute, elles exigeaient de l'infirmière une réelle habileté manuelle ; avec la tarlatane, au contraire et surtout avec la tarlatane humide, tout est énormément simplifié, car celle-ci se modèle exactement sur la région dont elle suit fidèlement les contours, — ne détermine ni plis ni *godets* encombrants, — n'exige pas une précision déterminée dans sa disposition et sa direction, — et se trouve mieux maintenue, une fois qu'elle a été appliquée.

Mesdames, ce n'est point aller contre la définition du pansement sec — au contraire ! — que d'appliquer avec lui des poudres antiseptiques.

Ces poudres, en effet, tout en possédant des propriétés microbicides, cicatrisantes et calmantes, sont également absorbantes et siccatives, et par conséquent toute surface qui en est saupoudrée, se trouve par ce fait même, encore plus justiciable de ce mode de pansement. — Examinons en quelques-unes.

L'iodoforme a joui d'une fortune excessive. Il est bien déchu maintenant ; et certainement cette défaveur est due à l'odeur très particulière de cette poudre jaune soufre, odeur très pénétrante et que mille tentatives n'ont pu atténuer.

Le Salol est blanc cristallin et d'odeur aromatique très spéciale. Comme l'iodoforme il antiseptise, mais aussi comme lui, bien qu'à un moindre degré, il est parfois irritant.

Le bicarbonate de soude est trop répandu sous le nom de sel de Vichy, pour que je m'y appesantisse. Ses effets digestifs sont, il est vrai, absolument connus ; mais on sait peut-être moins que son usage externe est recommandable dans le pansement des ulcérations atones et des plaies de faible vitalité.

Le sous-nitrate de bismuth est aussi fort employé par les médecins comme antidiarrhéique. Mais c'est également un antiseptique, et bien des plaies peuvent bénéficier de ses propriétés absorbantes.

L'oxyde de zinc est éminemment siccatif, et c'est en vertu de cette propriété que les dermatologistes y ont si souvent recours.

Enfin deux autres poudres sont en ce moment très appréciées ; la première portant le nom d'**Ektogan**, n'est autre que du peroxyde de zinc, se décompose au contact des plaies en dégageant le gaz si vivifiant : oxygène, possède une couleur blanc-jaunâtre, et est exempte d'irritation et de causticité ; — la deuxième appelée **Aristol**, est une poudre rouge brune, et exerce ses très réels effets antiseptiques par l'iode qu'elle dégage.

Pendant combien de temps les pansements humides doivent-ils être maintenus ? Vingt-quatre heures, à moins de très faible virulence, auquel cas on peut les refaire tous les deux, tous les trois, ou tous les cinq jours.

Pendant combien de temps les pansements secs doivent-ils rester appliqués ? Plus longtemps, on le comprend, et par suite : de cinq à dix jours en général. D'ailleurs pour l'appréciation de cette durée d'application, nous ne sommes pas sans guides ; et indépendamment du manque de solidité, de fixité et de cohésion des diverses pièces qui le composent (ce qui est une indication primordiale à recommencer), nous avons encore et les douleurs anormales persistantes ou accrues dans la blessure, et la profusion des liquides traversant les diverses couches d'une façon inquiétante, et enfin surtout le thermomètre qui nous indique, s'il est normal, que tout va bien, et qu'il n'y a pas dans la plaie de rétentions septiques.

Quand doit-on supprimer les pansements ? — Le pansement humide sera remplacé par le sec quand on jugera refrénée l'acuité de l'infection, c'est-à-dire quand la tuméfaction sera apaisée, la rougeur moins vive, la douleur au contact disparue, les écoulements diminués... tous signes dont la valeur est réelle lorsqu'ils marchent simultanément, et qui sont, dès lors, bien la preuve de l'atténuation dans la virulence, et de la marche vers la réparation.

Quant au pansement sec, c'est à la guérison qu'il sera supprimé ; donc quand la plaie ne sécrétera plus, quand les « chairs » seront nivelées, quand la surface ne sera plus *vive* ou « cruentée »; et d'ailleurs il est tout à fait indiqué d'arriver à l'ablation totale du pansement à travers une série d'étapes successives, je veux dire : d'habituer la surface malade à l'air extérieur, par une diminution progressive d'épaisseur et par la suppression raisonnée de certaines couches les unes après les autres.

Je devrais maintenant Mesdames, vous parler du traitement des complications des plaies.

Mais ce traitement, ne le connaissons nous pas en partie ?

N'avons-nous pas remarqué, en énumérant ces complications, qu'elles se réduisent à une « exagération » de l'infection ; et n'est-ce pas, dès lors, agir contre leur développement, que faire un pansement correct et bien appliqué ?

Car enfin, quoi de mieux pour éteindre l'inflammation de l'érysipèle, de la phlébite, et des lymphangites... que l'atmosphère antiseptique du pansement humide ?

Le pus pourra il est vrai, se montrer, se « collecter », envahir même les couches profondes, et nécessiter le bistouri ; mais une fois faite l'incision, c'est une plaie que nous aurons à soigner, une simple plaie, plus étendue, plus profonde peut-être, mais toujours justiciable en somme des grandes irrigations et des vastes pansements que nous avons appris à connaître.

Que si maintenant l'inflammation très vive, très aiguë, très violente, vient à rayonner de la plaie au sein même de notre organisme, comme cela se passe dans les septicémies, ce ne sera plus alors la plaie seule qu'il faudra traiter, ce seront aussi les effets de diffusion et d'empoisonnement des toxines. — Et voilà pourquoi nous tonifierons le malade, nous soutiendrons ses forces, nous stimulerons ses fonctions, et nous userons en somme, des merveilleux moyens de l'heure actuelle, je veux dire des sérums et des vaccinations anti infectieuses.

Mesdames, puisque j'ai déjà parlé devant vous de l'antisepsie et de l'asepsie de fortune, permettez moi de terminer cette conférence par quelques mots sur les pansements improvisés.

On peut être fort embarrassé dans certaines localités et lorsqu'on est pressé, pour répondre aux desiderata du pansement type. — Pourtant si nous voulons bien approfondir l'esprit et non la lettre de ce pansement, nous allons voir qu'il faudrait être singulièrement dénué pour ne pas pouvoir convenablement l'établir en se rapprochant beaucoup de la formule que nous avons examinée ci-dessus.

Et en effet :

Pouvons-nous remplacer les compresses ? Mais il suffit d'avoir des linges fins, de vieux linges, des mouchoirs parfaitement stérilisables, nous le savons, par une ébullition prolongée !

Pouvons-nous remplacer la substance imperméable ? Mais pour ce but, deux substances sont généralement à notre portée, et capables, après tout, de supporter l'ébullition, je veux dire cette sorte de toile cirée dont on use pour la confection des broderies, d'une part ; et d'autre part, le papier d'étain qui enveloppe les billes de chocolat !

Que si, malheureusement, ces substances faisaient défaut, il serait bien simple, ainsi que je l'ai essayé, de maintenir quelques instants, dans la cire fondue d'une bougie, une lame de papier, qui, une fois retirée et refroidie est tout à fait imperméable.

Pouvons-nous remplacer la ouate ? Mais il suffit de nommer les effilochures de vieux linges et l'ancienne charpie, à la condition de les antiseptiser par ébullition, et par exemple dans la lessive, ou dans l'eau salée !

Et maintenant, j'en aurai fini avec tous ces détails lorsque je vous aurai dit, que puisque j'ai supposé que nous nous trouvions en ce moment en un endroit quelque peu dénué, il faut retenir encore qu'ici même, bien des moyens simples s'offrent à nous de remédier aux plaies virulentes ou venimeuses, telle la constriction du membre avec une corde, une ficelle, un mouchoir, au dessus de la blessure, telle la pression dirigée en rayonnant vers la plaie pour la faire « couler » et la débarrasser, telles les grandes irrigations, la succion même si les lèvres ne présentent pas de portes d'entrée, telle enfin la cautérisation au fer rouge.

QUATRIÈME CONFÉRENCE

LES HÉMORRHAGIES

Mesdames,

La complication des plaies qui porte le nom d'hémorrhagie mérite toute une étude et exige notre entière attention :

1° Parce qu'elle est d'une fréquence extrême ;

2° Parce qu'elle présente souvent une extrême gravité, et jamais, en tous cas, n'est à dédaigner ;

3° Parce que toujours elle est impressionnante, et mérite, à cause de cela, qu'on se familiarise avec ses surprises, son étude, et son traitement.

Doit-on dire qu'il y a hémorrhagie chaque fois qu'il y a *perte de sang ?*... Oui si l'on s'en tient au mot lui-même ; mais alors on décorera du nom d'hémorrhagie les saignements de nez, les effets des piqûres des couturières, et ceux des éraflures du rasoir !!!

Il vaut mieux, n'est-ce pas, ajouter que la perte de sang doit être abondante ou persistante, et par conséquent *inquiétante*.

Il suffit de se remémorer la *nature* et le *calibre* des « canaux » intéressés, pour se rendre compte que cette abondance et cette persistance peuvent être absolument différentes suivant les cas, et pour s'expliquer qu'il soit nécessaire d'établir ici une classification.

Or elle existe toute trouvée, cette classification, dans la division des canaux en artères, veines, capillaires ; et cela nous oblige, dès maintenant, à nous entretenir tout d'abord de la nature de ces voies circulatoires.

Je le ferai aussi brièvement que possible, et il est bien entendu que je n'exposerai devant vous que ce qui est nécessaire à l'intelligence du mécanisme et de l'évolution des hémorrhagies.

❖

Les artères, les veines, et les capillaires sont donc les canaux de circulation du sang.

Ces canaux se différencient par le sang qui les parcourt, par leur structure et par leur disposition.

En effet, dans les artères, le sang progresse en allant du cœur vers les diverses parties du corps ; dans les veines, ce même sang (modifié par les transformations subies dans l'intimité des tissus), progresse vers le cœur, et marche, par conséquent dans un sens opposé à celui du sang artériel ; quant aux capillaires, ils doivent être considérés comme un fin réseau faisant communiquer les branches de subdivisions artérielles avec les branches de subdivisions veineuses, réseau incorporé à la substance même de nos organes, réseau siège des échanges nutritifs qui se font entre le sang et les tissus, et permettant à ce même sang de passer des artères aux veines. (Fig. 2.)

Ce qui est tout à fait digne de remarque c'est que la structure de ces canaux sanguins n'est pas partout la même ; je veux dire que leurs parois ne sont pas partout semblablement constituées.

Partout — cela va de soi — elles jouissent de souplesse et d'élasticité ; mais les artères sont épaisses, solides, plus dures à la coupe, se maintiennent béantes après section complète, et si elles sont divisées sur un point de leurs parois, on voit se rétracter les lèvres de la plaie et s'agrandir l'orifice. — Or cela est dû à la très grande richesse de ces parois en fibres musculaires et par conséquent contractiles.

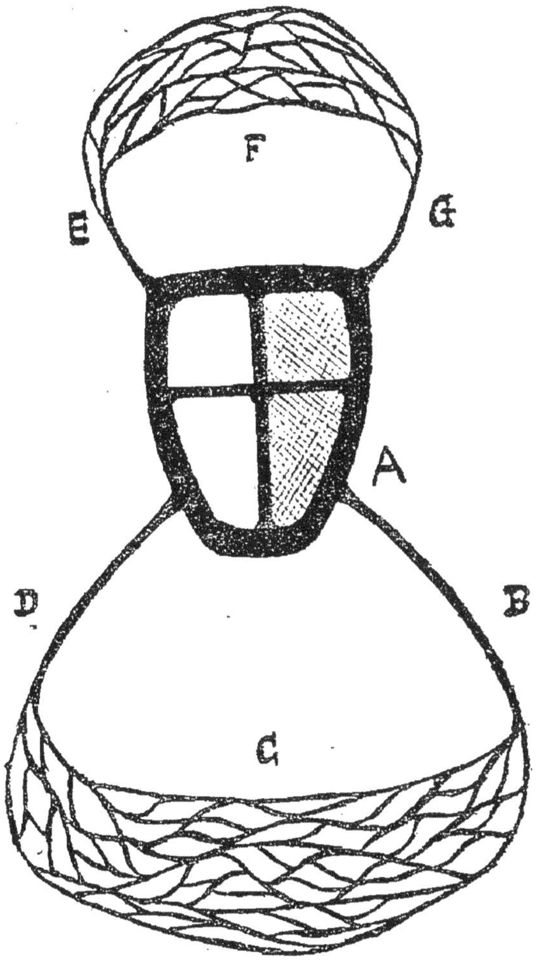

FIG. 2

Schéma de la circulation sanguine.

En A, le sang sort du cœur pour se porter, par B, dans toutes les parties du corps. B, ce sont les artères, qui se divisent et se subdivisent en constituant le réseau C dit réseau capillaire, — réseau situé dans l'intimité de nos tissus auxquels il apporte les principes vivifiants du sang, et desquels il retire les déchets de la nutrition.

En D se trouvent les veines qui sont l'aboutissant des réunions successives des capillaires, et qui rapportent au cœur, un sang plus ou moins vicié.

Or c'est pour régénérer à nouveau ce sang, que par une autre artère E, et par un autre réseau capillaire F, situé au sein des poumons, le cœur l'envoie au contact de l'air que ces organes renferment, après quoi, par un autre vaisseau G, le sang vivifié retourne au cœur pour recommencer, dès lors, son cycle circulatoire.

Les veines sont beaucoup moins épaisses et plus souples ; et leurs parois, lorsqu'elles sont coupées, loin de se maintenir rigides, s'affaissent et flottent.

Il résulte de ces structures : 1° que les plaies artérielles présentent un grand danger puisqu'elles restent béantes ; 2° que les plaies veineuses sont bien moins sérieuses.

Quant aux capillaires, leur nom seul indique suffisamment et les dimensions de leur calibre et le faible rendement sanguin de leurs blessures.

Un mot encore :

Les artères sont toujours plus ou moins profondément situées. — Ordinairement elles sont dissimulées sous les chairs, ou, pour parler le langage anatomique, sous les muscles ; elles rampent le long des os qui les protègent et en sont les tuteurs ; et dans les membres, les plus importantes occupent le côté de la flexion, c'est-à-dire le côté le moins vulnérable.

Les veines au contraire, sont très irrégulièrement disséminées ; les unes accompagnant les artères qu'elles flanquent et protègent ; les autres étant superficiellement situées, et formant le réseau bleuté qu'on aperçoit fort bien au travers des peaux fines et transparentes.

Nous voici maintenant suffisamment édifiés pour pénétrer au cœur même de notre sujet, et pour étudier tout d'abord les causes des hémorrhagies.

A. Eh bien, dans ces causes, nous devons placer avant tout les instrument piquants, tranchants et contondants — instruments que nous connaissons assez pour n'avoir pas à y revenir en ce moment ; puis les projectiles des armes à feu dont l'action, très particulière, mais très puissante, est capable de destructions très étendues.

B. Une seconde cause d'hémorrhagie, est l'infection, infection qui détruit et perfore les parois des vaisseaux comme le font les agents vulnérants, mais en agissant cette fois petit à petit, par une action lente, et par une désorganisation progressive, ou bien encore qui ramollit et dissout le caillot qui obturait fort heureusement une plaie et qui arrêtait ainsi provisoirement l'écoulement sanguin.

C. Une troisième cause d'hémorrhagie, cause prédisposante cette fois, relève de la constitution même du blessé. — Je veux dire par là qu'il est des personnes qui saignent facilement et sous les moindres influences, soit parce que leurs artères sont friables (personnes âgées..., grands fumeurs...) soit parceque leur sang possède une très particulière fluidité et une très faible coagulabilité.

Le diagnostic de l'hémorrhagie consiste :

1° A se rendre compte qu'il y a vraiment une hémorrhagie ;

2° A reconnaître quelle est la nature du canal sanguin intéressé.

Est-ce vraiment une hémorrhagie ? — Cette question qui apparaît dès l'abord tout à fait oiseuse, ne l'est plus quand on songe que toutes les hémorrhagies ne sont pas extérieures et par conséquent *ne se voient pas*.

Il y a, en effet, des hémorrhagies — et très redoutables — hémorrhagies dites internes parce qu'elles se font dans une grande cavité du corps ou dans un organe, et qui, dès lors, sont d'un traitement bien délicat, parce que, non seulement il est fort malaisé de les atteindre directement, mais encore par ce que leurs épanchements occasionnent très rapidement leurs funestes effets.

Et alors, comprend on assez la nécessité d'un diagnostic précis ? et voit-on suffisamment qu'il est de toute première importance de reconnaître une hémorrhagie, non seulement par l'étude de l'écoulement sanguin lui-même, mais encore par celle de ses effets et de ses conséquences sur les fonctions mêmes du malade, et sur ses apparences extérieures ?

Apprenons donc à faire ce diagnostic très précis ; ce ne sera pas une œuvre inutile, car grâce aux connaissances ainsi acquises, nous pourrons savoir, non seulement qu'un malade saigne et que l'hémorrhagie est inquiétante, mais encore *qu'il a saigné*, qu'il est anémié, et qu'il doit être « remonté ».

La question qu'il faut se poser en présence d'un écoulement sanguin que l'on voit est celle-ci : « Quel est le canal qui perd ? Est-ce une artère ? Est-ce une veine ? S'agit il d'une hémorrhagie capillaire ? » — Si c'est une artère qui donne, nous remarquerons que le sang est projeté non pas par un écoulement réglé, comme l'est, par exemple, le débit d'un robinet, mais par une succession de jets saccadés, — lesquels jets sont bien la preuve que le sang est poussé par des ondulations successives, conséquences elles-mêmes des contractions régulières du cœur, et parfaitement perceptibles, d'ailleurs, dans l'action de tâter le pouls du malade.

D'autre part, il résulte de ce que j'ai dit au sujet de la béance permanente des plaies artérielles, que l'hémorrhagie n'a ici aucune tendance à s'arrêter.

Enfin un dernier signe, artériel, de cette hémorrhagie, se trouve dans la couleur du sang qui y est plus vermeil et plus rouge que le sang issu d'une veine ou d'un vaisseau capillaire.

Si c'est par une veine que l'écoulement se produit

il se fait, non pas par saccades, mais d'une façon continue ; et cela est dû à ce que nous sommes ici assez loin du cœur, et que par conséquent les ondes liquides transmises par cet organe aux artères, sous forme de pulsations, se sont atténuées, fondues, *épuisées*, et finalement transformées en un courant sans à-coups.

Le sang est ici plus foncé que celui qui s'échappe des artères, et cela est dû à ce qu'il a laissé au sein de nos tissus les éléments vivifiants dont il s'était chargé.

Je ne dirai qu'un seul mot de l'hémorrhagie capillaire parce qu'elle se fait sans violence, sans effets saisissants, en nappe, et en bavant ; parce qu'elle est facile à maîtriser et ne doit pas, par conséquent, nous causer d'inquiétudes.

Malheureusement les choses ne sont pas toujours aussi simples que semble le montrer cette classification. Je m'explique :

Voici par exemple, une plaie profonde, une véritable cavité anfractueuse et irrégulière, au fond de laquelle « ça saigne ». — Comment y distinguer la source, artérielle ou veineuse, de l'hémorrhagie ?

Le sang, bien qu'artériel, peut s'y montrer sans saccades, parce que les battements se sont évanouis dans cette cavité qui se déverse régulièrement ; et d'autre part sa couleur est troublée par les mélanges qui s'y font forcément.

Par contre, certaines hémorrhagies veineuses en imposent pour des hémorrhagies artérielles, parce que la veine qui donne, étant contiguë à une artère, se trouve rythmiquement soulevée par les pulsations de celle-ci, et semble *battre* elle-même alors que ses battements sont simplement *communiqués*.

Il faut bien le dire, nous ne sommes pas ici sans ressources, et nous avons des moyens de diagnostic qui, pour être indirects, n'en sont pas moins de premier ordre.

En effet, si l'hémorrhagie dont nous recherchons l'origine est artérielle, un lien serré entre la plaie et le cœur, ET PAR CONSÉQUENT AU-DESSUS DE LA PLAIE, amènera la diminution de l'écoulement, (ou même sa disparition si la constriction est suffisante) ; et la chose est facile à comprendre puisque nous savons que dans les artères le sang s'éloigne du cœur et doit dès lors rencontrer le lien constricteur avant d'arriver à l'orifice accidentel.

Au contraire, si l'hémorrhagie est veineuse, le même lien placé dans la même position, augmentera l'écoulement sanguin, et cela : parce que dans les veines le sang chemine vers le cœur et se trouve dès lors accumulé à l'orifice anormal par la barrière qui est au dessus.

Ce n'est pas tout ; nous pouvons faire une contre épreuve très utile en plaçant cette fois le lien non plus au-dessus de la plaie, mais au dessous. — Dans ce cas, que va-t-il en résulter ? Il va en résulter tout le contraire de ce que nous avons observé ci-dessus, je veux dire que dans le cas de blessure veineuse l'hémorrhagie sera arrêtée, tandis que dans le cas de blessure artérielle, elle sera accrue.

Des explications plus détaillées n'étant pas, je crois nécessaires, je passe maintenant à l'étude des retentissements qu'ont sur nous les hémorrhagies, — *retentissements des hémorrhagies que nous ne voyons pas, aussi bien que des écoulements extérieurs.*

Ces retentissements diffèrent comme importance et comme rapidité d'apparition, suivant la gravité des pertes.

Certains sont même si violents et si subits qu'ils échappent à toute description et qu'ils justifient la dénomination de *foudroyante* donnée à l'hémorrhagie qui les engendre.

Mais à côté de ceux-là on peut décrire deux formes de retentissements, dont l'une, très commune, pourrait être appelée forme anémique, et l'autre plus rare, forme aiguë.

La première est caractérisée par de la pâleur, par des palpitations sous les moindres efforts, par des vertiges dans les moindres mouvements, par de la gêne et de l'oppression respiratoires, par des frissonnements, par une soif intense...

Que si ces symptômes sont peu marqués, les malades peuvent « circuler » dans une certaine mesure ; tel est le cas de bien des anémiques que nous rencontrons dans la rue, et que nous reconnaissons parfaitement à leur air essoufflé, à leur teint plus ou moins décoloré et cireux, et à leur aspect plus ou moins déprimé.

La seconde forme est beaucoup plus sérieuse. Le malade est ici couché ; il se plaint de vertiges et d'éblouissements. Son visage pâli est couvert d'une sueur froide et perlée ; il a des bourdonnements dans les oreilles ; ses mains et ses pieds se refroidissent et se décolorent ; son pouls est rapide et petit ; sa respiration est haletante et entrecoupée de soupirs ; sa température s'abaisse et son envie de dormir est profonde ; et si l'hémorrhagie continue, il finit par perdre toute notion extérieure.

Il est bien clair, Mesdames, que l'avenir d'un malade qui perd ou qui a perdu du sang, est variable, non seulement suivant la quantité de sang épanché, mais encore suivant sa constitution et sa force de résistance.

Pour prédire cet avenir, il faut donc que nous puissions apprécier sainement l'une et l'autre. — Le pouvons-nous ?

Il y a trois moyens de juger de l'importance de la perte sanguine :

Le premier — qui est d'ailleurs détestable — consiste à interroger les personnes *qui ont vu*. — Mais comme, d'une part, c'est dans une cuvette plus ou moins remplie d'eau que le sang est le plus souvent recueilli ; et comme, d'autre part, il est absolument nécessaire de tenir compte des exagérations d'une imagination surexcitée ; il faut en fin de compte penser une chose, c'est que, dans la majorité des cas, l'hémorrhagie est moindre qu'on ne le dit ; — et c'est tout ce qu'on peut retirer de ce premier renseignement.

Le deuxième consiste à voir par soi-même soit les vases, soit les linges souillés par le sang ; et je ne puis encore dire ici qu'une chose, c'est que c'est affaire de tact, et qu'il faut une certaine habitude pour apprécier l'importance de l'écoulement sur ce seul et peu précis renseignement.

Le troisième consiste en l'examen minutieux du malade tel que nous l'avons exposé, en la recherche de la décoloration, en la faiblesse et la dépressibilité de son pouls, en les vertiges, les bourdonnements d'oreille, les refroidissements... et celui-là est vraiment sérieux.

◈

Le pronostic varie encore, avons nous dit, suivant la nature du terrain. — Or, cette nature n'étant pas la même chez tous, je vous demande à faire ici deux distinctions :

Hémorrhagie chez un sujet normal.
Hémorrhagie chez un sujet malade.

A. *Hémorrhagie chez un sujet normal.* — Dans ce cas, elle est TOUJOURS regrettable, car il ressort avec évidence qu'un être de bonne santé, dont les fonctions s'équilibrent normalement, ne saurait être frustré sans dommage de son liquide nourricier, — de ce liquide qui pénétrant par les canaux sanguins dans toutes les parties de son corps, leur apporte des éléments nutritifs et en rapporte les résidus.

B. *Hémorrhagie chez un sujet malade.* — Ici deux cas se peuvent présenter ; et, s'il est absolument exact de dire que toute maladie étant affaiblissante, l'hémorrhagie qui s'y surajoute doit y être funeste, il est aussi très vrai que dans certains états l'écoulement paraît être un bienfait, — à tel point même qu'il est parfois PROVOQUÉ. *Mais ces états sont ceux dans lesquels le sang est chargé de poisons ou de toxines, et demande l'évacuation par la saignée.* Dès lors, remarquons-le bien, *le bienfait n'est pas dû à l'hémorrhagie elle-même ; il est dû à la disparition des éléments nocifs qu'elle entraîne.*

❖

Traitement. — La pression sur le point qui saigne, et pour parler d'une façon plus médicale : la compression, est le grand moyen à opposer immédiatement à l'hémorrhagie, quelle qu'elle soit.

De plus, il résulte des connaissances que nous possédons déjà sur la circulation sanguine, que l'on peut comprimer efficacement non seulement sur le point même de l'hémorrhagie, mais encore sur le trajet même du canal, et de façon à y intercepter le cours du sang.

Dans le premier cas, la compression est dite directe. Dans le second cas, elle est dite indirecte.

Voyons donc d'abord la compression directe, et appliquons-la tout de suite à l'hémorrhagie artérielle, *la seule, en somme, vraiment digne de retenir toute notre attention.*

Comment la pratiquerons-nous ?

Nous la pratiquerons soit avec le doigt, soit par un tamponnement.

Le doigt présente les avantages de fournir une compression immédiate, compression faite par une personne étrangère ou par le malade lui-même. Mais, d'autre part, la pression ainsi continue est vraiment fatigante, comme le sont, d'ailleurs, tous les efforts soutenus, et, de plus, elle a l'inconvénient de ne pas être aseptique, — inconvénient qu'il est souvent facile de corriger par interposition de compresses stériles entre le doigt et la plaie.

Le tamponnement consiste à appliquer sur la plaie — en déprimant légèrement — le plein d'une toile fine dans laquelle on tassera des bourdonnets de coton ou de gaze protégés eux-mêmes par un gâteau de ouate, le tout se trouvant suffisamment maintenu, voire même serré par plusieurs tours de bande.

Telle est la compression directe !

❖

Quant à la compression indirecte, — celle faite sur le trajet de l'artère, — il faut, pour qu'elle soit possible, la réalisation de deux conditions :

1° artère superficielle, et par conséquent facilement accessible ;

2° artère située immédiatement au devant d'une surface osseuse, sur la résistance de laquelle il sera donc aisé de la comprimer.

Or chacune des artères dont nous pouvons avoir à nous occuper présente précisément un certain nombre de points (appelés : *lieux d'élection*) en lesquels ces deux conditions se trouvent réalisées. — Je vais vous citer les plus importants.

Le plus connu, le plus typique est le lieu de compression DU POULS, où l'artère appelée *radiale*, est tellement superficielle qu'on en devine les battements, et même qu'on les voit sous la peau chez certaines personnes ; elle se trouve là immédiatement au devant de la surface osseuse plane de l'os *radius*.

Au-dessus, bien au-dessus, à la partie moyenne du bras, là ou l'artère dite humérale peut être sentie en dedans de la saillie bien connue du muscle biceps, se trouve un siège de compression contre la surface de l'os humérus.

Au-dessus encore, sur la partie médiane de la clavicule, on peut comprimer l'artère appelée sous-clavière au-dessus de la première côte qui est immédiatement sous-jacente.

DU COTÉ DU MEMBRE INFÉRIEUR, deux lieux d'élection sont à signaler :

En haut, à peu près au milieu du pli de l'aine où l'on comprime l'artère fémorale sur la surface saillante de l'os du bassin ;

Plus bas, je veux dire à la partie moyenne de la cuisse où il suffit d'appuyer en dehors et un peu en arrière pour appliquer l'artère contre la surface dure de l'os appelé fémur.

AU COU, les deux grandes artères qui montent de chaque côté allant irriguer toute la tête — qui portent le nom d'artères carotides — que l'on *sent* battre chez tout le monde, — et que l'on *voit* battre chez les personnes maigres, peuvent être appuyées en arrière et en dedans contre la colonne vertébrale.

❖

Ces lieux d'élection étant connus, nous allons maintenant pouvoir faire avec succès la compression indirecte. Or celle-ci peut être digitale, c'est-à-dire par la simple pression des doigts, ou mécanique, c'est-à-dire avec le secours d'appareils.

La compression digitale se fait en appuyant avec les deuxième, troisième et quatrième doigts d'une part, tandis que, d'autre part, le pouce serre le membre et prend un point d'appui. Mais la disposition inverse peut être adoptée, le pouce lui-même étant agent de compression et le bloc des autres doigts formant point d'appui.

La compression mécanique se peut faire de bien des manières :

1° Par la constriction d'un *lien élastique* qui, lui, ne tient pas compte des lieux d'élection, car il serre le membre également sur tous les points de son pourtour, et arrive, par la continuité de sa tension, à aplatir le calibre de tous les vaisseaux.

2° Par la *cravate de Mayor* qui est également un lien circulaire, mais qui diffère du précédent en ce qu'il n'est pas élastique, et en ce qu'il comprime particulièrement sur un point (le vaisseau), parce que, sur ce point, on a mis un bouchon, une pelote, un caillou,... voire même un simple nœud.

3° Par *le garrot*, qui n'est autre que ce lien circulaire (corde, bande, mouchoir, cravate, ceinture, courroie...) dont la puissance de constriction est augmentée par le fait de glisser une baguette entre lui et la peau (règle, fourreau de sabre, branche d'arbre, bâton, canne...) et de la faire tourner pour amener la torsion du lien et par suite la striction des tissus.

4° Par *le tourniquet* qui ne presse que les points sur lesquels on veut exercer son action, et cela soit au moyen de pelotes opposées l'une à l'autre, soit au moyen de baguettes dont les extrêmités sont fixées par des liens respectant totalement la périphérie des membres.

Les conséquences forcées de tous ces modes d'arrêt de la circulation artérielle sont représentées par une série de phénomènes, qui débutant par le gonflement du membre et la teinte bleue foncée généralisée, en arriveraient fatalement à l'insensibilité, au refroidissement, et à la mortification, si la compression était trop longtemps maintenue. — Car enfin, il est bien naturel de penser que si la circulation est interrompue, les éléments de notre corps ne peuvent que pâtir de l'absence persistante des apports nutritifs, de même que de la rétention des déchets. Heureusement la circulation n'est-elle vraiment arrêtée que lorsque la constriction est totale, et qu'elle encercle tout un membre comme dans le garrot ou dans la ligature élastique.

Car dans ces cas, nous le savons, *tous* les canaux sont comprimés, tandis que lorsque la pression porte sur un seul tronc vasculaire, la circulation n'est arrêtée ni d'une façon absolue, ni d'une façon durable, à cause des très nombreuses communications des canaux les uns avec les autres, par lesquelles le sang finit toujours par passer.

Les hémorrhagies capillaires sont d'un arrêt facile. — Un pansement aseptique légèrement compressif, une cautérisation superficielle par la chaleur, arrivent facilement à les maîtriser. — Et même, dans un grand nombre de cas, c'est en traitant la plaie elle-même, c'est-à-dire en en rapprochant les bords, que l'on voit d'un même coup la source de l'hémorrhagie se tarir; car après tout, c'est bien de la compression que l'on fait en agissant ainsi.

Jadis on employait toute espèce d'ingrédients pour arrêter ces écoulements en nappe ; et dont quelques-uns, à part leur vertu compressive et absorbante, comme l'amadou, avaient une action quasi-mystérieuse, comme la toile d'araignée de nos pays.— L'antisepsie et l'asepsie sont heureusement venues pour apporter dans ces méthodes la propreté la plus rigoureuse.

❖

Avec la compression, soit directe soit indirecte, nous agirons efficacement aussi sur les hémorrhagies veineuses... ; mais je ne veux pas insister davantage sur un point dont la connaissance plus approfondie ne nous est en somme pas nécessaire, et j'ai hâte d'ajouter à tous les procédés qui viennent d'être exposés, d'autres moyens très capables de nous rendre, A VOUS, de précieux services, et que j'appellerai : moyens adjuvants, parce qu'ils aident au traitement, parce qu'ils le complètent, et enfin, parce qu'ils le confirment.

Ces adjuvants qui agissent soit en diminuant la force de l'afflux du sang, soit en favorisant le « resserrement » des vaisseaux, soit encore en rendant le sang moins fluide, — ces adjuvants, dis-je, peuvent être divisés en mécaniques ou physiques et en médicamenteux. Les premiers sont :

1° L'élévation du membre dans une position aussi droite que possible, afin que la progression sanguine soit gênée par l'influence de la pesanteur.

2° La flexion forcée, s'adressant spécialement au genou et au coude, et qui amène le « ploiement » et partant la diminution de calibre de l'artère soit du jarret, soit du pli du coude.

3° L'extension forcée, qui aplatit ces mêmes artères, *parce qu'elle les étire*, et qui par suite, arrive au même résultat de diminution de calibre.

4° Le repos absolu (cela va de soi) et dans la position horizontale.

5° Les irrigations d'eau chaude ou d'eau froide.

Quant aux moyens médicamenteux, ils nous offrent des ressources très variées. Ce sont :

a) Les liquides astringents bien connus : alcool, eau vinaigrée, eau de Pagliari (benjoin, alun et eau).

b) L'excellente eau oxygénée dont l'action *hémostatique* est constatée par nous tous les jours.

c) L'ergotine (extraite de l'ergot de seigle, c'est-à-dire du champignon qui se développe sur cette graminée) et s'employant :

Soit en potion ;

Soit en injections sous la peau ;

Soit en applications (au moyen de la digestion du seigle ergoté dans l'eau bouillante).

d) Le chlorure de calcium, à la dose de 2 à 4 grammes en potion.

e) La gélatine, dont les solutions stérilisées sont fort efficaces, soit qu'on en imbibe des lanières ensuite appliquées sur le lieu de l'hémorrhagie, soit qu'on la fasse absorber dans le lait, le chocolat, le bouillon...

f) Les sérums, dont l'action est si remarquable ; — sérum artificiel et sérum sanguin. — Le sérum artificiel — qui n'est autre qu'une dissolution dans l'eau de chlorure de sodium ou sel marin, a la prétention de remplacer le sang échappé.

Il ne s'agit plus ici de refréner les écoulements profus ; il s'agit d'en corriger les funestes effets. Et le fait est que les résultats de son application sont absolument remarquables après les grandes pertes, et que de véritables résurrections sont ainsi souvent obtenues. On l'administre par injections, soit en piquant la peau avec des aiguilles spéciales et en épanchant le liquide dans le tissu très souple au-dessus duquel nous savons qu'elle glisse, soit en dénudant une veine et en y injectant le sérum dans le torrent de la circulation.

Puisqu'on vise, par ce moyen, à remplir la canalisation sanguine vidée de son contenu normal, il doit être bien entendu que les quantités injectées doivent être considérables. Elles ne sont, en effet, généralement pas inférieures à 500 grammes — *injectés d'emblée, avec une sage lenteur, et à la température du corps*, cela va sans dire.

Quant au sérum sanguin frais, il a une action tout à fait spéciale, non seulement dans la cure de certaines hémorrhagies, mais encore à titre de préventif, c'est-à-dire quand on les redoute. Je veux parler ici des pertes dites hémophiliques, de ces hémorrhagies qui sont dues à un tel manque de coagulabilité du sang, que les moindres plaies, les moindres piqûres, les moindres écorchures même saignent interminablement et doivent être, pour ce motif, très redoutées, qu'elles soient chirurgicales comme dans une incision, ou médicales comme dans un saignement spontané. — Or ici, n'importe quel sérum sanguin peut être employé, bien que le cheval ou même le lapin soient les fournisseurs habituels.

Que si cependant l'on ne peut aisément se procurer le sérum frais nécessaire, il est permis de se servir de sérum conservé, déjà préparé, antidiphtérique ou antitétanique.

L'injection sera faite soit sous la peau, soit dans les veines, cette dernière manière de faire donnant les résultats les plus rapides.

Mesdames, si je dis encore, que nous avons concurremment le devoir de combattre l'affaiblissement général du malade par l'absorption de toniques, de vin, de café, de lait en grande quantité (même en lavement), de bouillon, de liqueurs cordiales, de piqûres d'éther et de caféine, d'huile camphrée... j'en aurai fini je crois avec tout ce qui doit nous intéresser dans le traitement de cette très redoutable complication des plaies.

CINQUIÈME CONFÉRENCE

DES FRACTURES — DE LEURS SIGNES DE LEUR TRAITEMENT

MESDAMES,

J'ai supposé que le premier malade présenté à nos pansements était atteint de plaie, et nous avons ensemble examiné ce cas en étudiant :

1° La façon dont s'était constituée cette plaie,

2° Les complications qu'elle pouvait subir,

3° Et surtout, l'une de ces complications, — (la plus frappante) — Je veux dire l'hémorrhagie.

Aujourd'hui, nous allons faire comparaître un autre cas, — un malade atteint de fracture ; — et vous allez voir que cette affection mérite, elle aussi, de nous intéresser vivement.

QUE DEVONS-NOUS ENTENDRE PAR FRACTURE ?

La fracture est la cassure des os, la rupture des os, la plaie des os, la *solution de continuité* des os. — Elle est tout cela : *mais avec brusquerie et violence.*

QUELLES SONT LES CAUSES DES FRACTURES ?

Les unes sont dites *directes*, c'est-à-dire produisant la fracture au point même qui a été frappé, et dès lors ce sont le plus ordinairement des coups..... coups de bâton, coups de pieds de cheval.....; des chutes.... sur le bord d'un trottoir, sur l'angle d'une marche d'escalier......

Les autres sont dites *indirectes*, c'est-à-dire produisant la fracture en dehors du point frappé, et c'est ainsi, par exemple, qu'une chute violente sur la paume de la main produit une fracture de l'avant-bras, et qu'une chute sur les talons peut amener « *par contre coup* » une fracture du crâne.

Parfois, la simple contraction musculaire peut engendrer les mêmes effets, et il est assez communément connu que les fractures de la rotule par exemple, se peuvent produire dans l'action simple de sauter.

Toutes ces causes sont dites *déterminantes* parceque ce sont celles QUI FONT LA FRACTURE ; mais à côté d'elles, d'autres existent, cette fois dites *prédisposantes*, et qui, si elles ne sont pas directement productrices, facilitent du moins la cassure, aident l'action directe, font qu'elle est plus aisée, et préparent le terrain.

Ainsi, la sénilité par exemple, doit être considérée comme une cause prédisposante; et cela est dû non seulement à ce que le tissu osseux se raréfie toujours chez le vieillard, mais encore à ce que le vieillard est par sa faiblesse même, plus exposé aux heurts extérieurs, et moins capable de les éviter.

Chez les hommes, les fractures sont plus fréquentes que dans le sexe féminin, et la raison en est que leur genre de vie, leurs professions et leurs travaux les exposent davantage.

Enfin, nombre de maladies qui altèrent la substance osseuse, sont éminemment prédisposantes, et nous savons tous, j'imagine, qu'il est des personnes qui se fracturent avec la plus grande facilité et par les causes les plus légères.

J'en arrive à la partie anatomique pure, *aux lésions de la fracture.*

a) Tout d'abord ce sont les os longs qui sont spécialement atteints (la chose est toute naturelle).

b) D'autre part, le fait d'être superficiellement placés (comme la clavicule que nous connaissons, ou l'os de la jambe appelé tibia) est encore une raison de vulnérabilité.

c) Puis, dans la cassure elle-même il y a des degrés. Elle n'est pas toujours complète, cette cassure ; elle n'a pas toujours deux fragments bien séparés et mobiles ; quelquefois même ses deux morceaux se tiennent encore, l'os s'est infléchi et il a craqué ; mais il ne l'a pas fait sur tout son pourtour, et dès lors, il s'est comporté dans sa rupture comme une branche de bois vert.

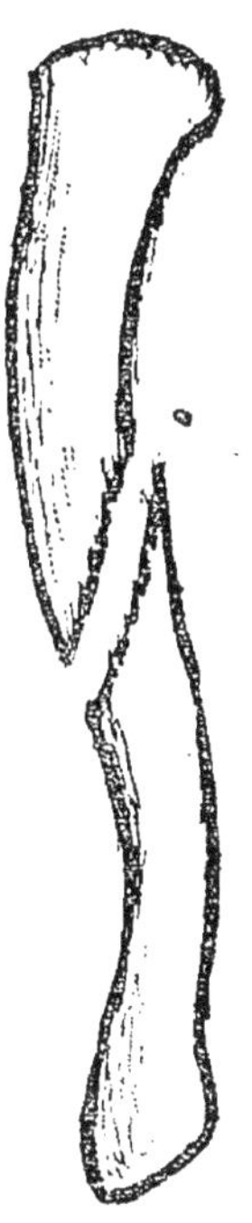

Fig. 3

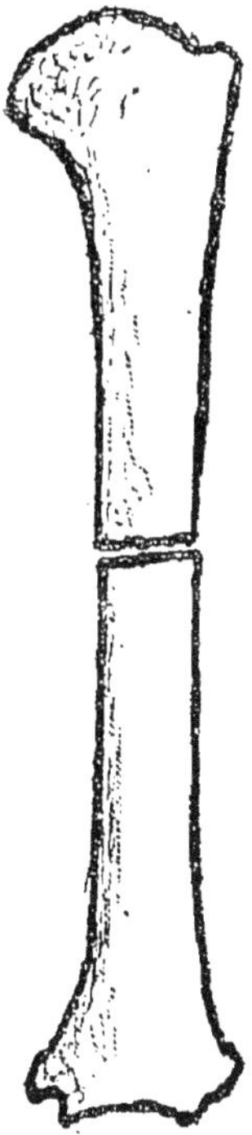

D'autres fois, il n'y a qu'une simple fente, une fêlure, une fissure comme il s'en produit fréquemment sur les objets fragiles de faïence ou de porcelaine. Et d'autre part, dans la fracture complète, mobile, à fragments bien séparés, que de variétés s'offrent à nos examens! — Tantôt il n'y a que deux seuls fragments, et la fracture est dite simple. Tantôt il y en a plusieurs, et la fracture est dite multiple. Tantôt il en existe une grande quantité, et la fracture est dite alors esquilleuse.

Fig. 4

Que si maintenant nous considérons l'aspect même

des fragments, nous remarquerons qu'ils sont taillés en bec de flûte, c'est-à-dire obliquement (fig. 3) ou bien transversalement divisés comme le montre la figure 4, (cette dernière disposition étant la plus rare), et que de plus, la ligne de cassure est franche et linéaire ou au contraire irrégulière et en *dents de scie.*

Les lésions sont malheureusement parfois beaucoup plus étendues. Elles justifient dès lors, la dénomination qui leur a été donnée de fractures compliquées.

A. La plus classique des complications, la plus grave aussi, est celle dans laquelle la fracture est dite *ouverte*, c'est à dire communicant avec l'air extérieur, soit d'une façon complète et par exemple avec extériorisation des fragments osseux, soit d'une façon moins visible, lorsqu'il existe un trajet plus ou moins tortueux, un chemin fistuleux entre la déchirure de la peau et la blessure osseuse. Or dans ces cas, le danger..... le très grand danger, résulte de ce que l'inflammation osseuse a bien des chances de se surajouter à la cassure par suite de la pénétration des germes jusqu'aux fragments.

B. D'autres lésions font qu'une fracture est compliquée. Et tout d'abord, il peut y avoir lésion des parties molles, sans communication avec la fracture elle même.

La peau peut en effet, être contuse ou déchirée ; les muscles peuvent être intéressés, des hémorrhagies peuvent se faire au milieu des chairs..... toutes lésions, je le répète, n'allant pas jusqu'aux fragments osseux, et n'étant pas, par conséquent, aussi graves que celles de la variété précédente.

C. De plus, des débris de vêtements, de paille, de terre, des fragments de projectiles surtout, peuvent avoir pénétré au sein même des parties lésées, provoquer de l'irritation, de l'inflammation, de la suppuration, et nuire alors dans des proportions incroyables à la réparation osseuse, car non seulement ils ne sont pas à leur place, mais encore — nous le savons — ils sont vecteurs de microbes.

D. Lorsque la fracture a été faite à l'extrémité de l'os, et par suite dans le voisinage d'une jointure, cette jointure en reçoit fatalement le contre coup ; Elle réagit, par une *arthrite* plus ou moins violente, par du gonflement, de la douleur, de la rougeur, de l'impossibilité des mouvements ; et elle ajoute ainsi à la gravité de la fracture, la gravité *non moins sérieuse* de l'inflammation articulaire.

Quels sont les signes par lesquels se révèle une fracture ?

Ces signes sont au nombre de quatre : la *déforma-*

tion, la *mobilité anormale*, la *crépitation* et l'*impossibilité des mouvements*.

La déformation est due à ce fait que l'os étant interrompu dans la rigidité de sa tige, se ploie au niveau du point fracturé, et s'infléchit en somme là où il devrait garder la rectitude. Il en résulte une saillie, un épaississement, et une déformation de la région.

La mobilité anormale est due aux mouvements plus ou moins étendus des fragments l'un sur l'autre, et aux chevauchements de ces fragments, chevauchements très faciles par suite de l'obliquité déjà vue du trait de fracture, et du glissement qui en résulte fatalement.

La crépitation n'est autre que l'effet du frottement, du grattage, et de la sensation rugueuse que provoquent les contacts des fragments cassés. Nous nous rappelons, n'est-ce pas, que ces fragments ne sont généralement pas cassés nettement, que leurs surfaces ne sont pas unies, qu'elles sont, au contraire, pleines d'aspérités, de pointes et d'aiguilles osseuses, et qu'elles sont en somme, *dentelées*. Ne trouvons-nous pas là l'explication suffisante de ce signe, qui est le plus typique de la fracture ?

Quant à l'impossibilité des mouvements, elle est dûe à ce que l'os étant cassé, il n'y a plus de tuteur ; à ce que l'axe rigide du membre est supprimé, à ce que la tige étant brisée il n'y a plus de soutien ; mais elle relève également et pour beaucoup, de la grande douleur provoquée par les moindres tentatives de mouvements.

Ces quatre signes que l'on doit considérer comme à coup sur révélateurs de fractures, doivent être recherchés et constatés avec une extrême prudence ; car les souffrances sont ici très vives, non seulement de par la cassure elle-même, mais encore de par les violentes contractions musculaires qui par crises souvent l'accompagnent. — D'autre part, il ne faudrait pas, par des manipulations intempestives, exagérer les lésions, déplacer des fragments qui étaient peut-être en regard l'un de l'autre, déchirer des muscles ou des canaux sanguins par l'étendue de ces déplacements, et augmenter en somme les lésions toujours existantes dans les parties molles.

Car, il faut bien le dire, ces parties molles (muscles, vaisseaux, graisse, nerfs) ne sont jamais en état d'intégrité absolue, soit que les fragments osseux les aient contusionnées par la violence de leurs déplacements, soit que leurs lésions dépendent de la cause même qui a produit la fracture et qui était certes bien capable d'intéresser les « chairs » puisqu'elle a pu briser l'os. — Et voilà donc pourquoi, *toujours* à côté des symptômes cardinaux de la fracture, nous trouvons ceux de la contusion ; je veux dire : la douleur, le gonflement des épanchements sanguins, et les colorations bleutées de la peau.

❖

La fracture est reconnue, elle est diagnostiquée, comment allons nous la traiter ?

N'oublions pas — avant tout — que le blessé ne doit pas rester là où il est, et qu'il doit même être transféré à une distance plus ou moins éloignée.

Il faudra donc d'abord le relever et le porter sans lui causer de mal. Il faudra surtout AVANT DE LE RELEVER, maintenir provisoirement les fragments dont il est bien certain que les heurts les plus légers et les moindres contractions musculaires aggraveraient les souffrances.

Par conséquent :

Traitement provisoire de la fracture ;

Transport du fracturé ;

Tels sont les deux points que nous allons tout d'abord envisager.

A. **Traitement provisoire de la fracture**. — Si nous avons des raisons de croire que, à travers les vêtements, il y a plaie des parties molles, conjointement avec la fracture, nous enlèverons ces vêtements, ET LE MIEUX (pour ne pas inutilement tourmenter le malade) sera de les couper, de les découdre, ou de les déchirer. — Dès lors, s'il y a une plaie, il faudra la nettoyer, la laver, la panser comme nous savons déjà le faire ; maisavec des précautions encore plus grandes, puisque cette plaie n'est pas seule, et parcequ'elle complique une rupture osseuse.

Cela fait, il s'agira d'immobiliser la fracture, car, encore une fois, le ballottement, si petit soit-il, d'un membre fracturé, est très douloureux, et s'accompagne de soubresauts musculaires aggravant la souffrance, et d'ailleurs absolument indépendants de la volonté du patient.

Pour l'immobiliser cette fracture, il nous faudra des tuteurs rigides jouant ici le rôle des piquets ou des pieux que nous voyons rectifier et soutenir les arbustes. Régulièrement ces tuteurs devraient être confectionnés en plâtre ou en silicate ; mais outre que ce travail regarde le chirurgien lui-même, nous devons ne pas oublier que nous sommes ici en pleine campagne, sur une route, dans un champ, sur le lieu même de la bataille... et de plus : *que nous sommes très pressés.*

Voilà pourquoi tout objet pourvu qu'il soit droit, régulier, rigide, solide, et le moins lourd possible, fera parfaitement notre affaire.

Ce sera donc une simple planchette, mince et plate, et n'excédant pas la largeur de trois doigts ;

Ce sera du carton en plusieurs épaisseurs ;

Ce sera une petite lame de fer blanc,

Ce sera — en plusieurs épaisseurs aussi — de la toile métallique ;

Ce sera une branche d'arbre droite et suffisamment forte ;

Ce seront des roseaux, une canne, un parapluie, un faisceau de paille ;

Ce seront le fusil lui même, le sabre, son fourreau ;

Ce serait enfin le membre sain, si par hasard on ne trouvait rien !

Voilà pour les tuteurs ! — Ces tuteurs, encore appelés attelles, seront placés de chaque côté du membre fracturé ; l'un à droite, l'autre à gauche ; et comme leur contact serait trop dur et trop rigide pour la blessure, il sera bon, il sera même nécessaire d'interposer entre eux et le membre lui-même, un corps doux qui se trouve en ville sous forme de coussin de balle d'avoine et sous l'aspect d'un fort bourrelet de fenêtre, mais qui, en campagne sera fort suffisamment remplacé par du vieux linge, par de la paille, par de la mousse, par des journaux froissés, ou même tout simplement par l'enroulement des tuteurs dans une lame d'étoffe ou une coupure de vêtements.

Il faut maintenant fixer le tout ; et on y arrive au moyen de liens, de mouchoirs, de cravates, de bretelles, de ficelles... que l'on échelonne de bas en haut, et en nombre suffisant suivant les cas.

Parlons maintenant du transport ! Il sera suffisamment bien exécuté, si nous nous laissons dominer par cette idée qu'il n'y faut aucune secousse et pas de mouvements brusques. Mais il sera encore mieux compris si nous nous conformons aux règles de tous les manuels — règles que je ne fais qu'énumérer sans commentaires.

A. Un infirmier placé d'un côté de la tête, et passant son bras sous les épaules.

Un second placé au niveau des genoux et passant l'un des bras sous les cuisses et l'autre sous les mollets.

Deux autres se regardant à la hauteur du bassin et rejoignant leurs mains sous le siège du malade, en forme de sangle, SOULÈVENT ENSEMBLE LE PATIENT ET LE DÉPOSENT SUR UN BRANCARD.

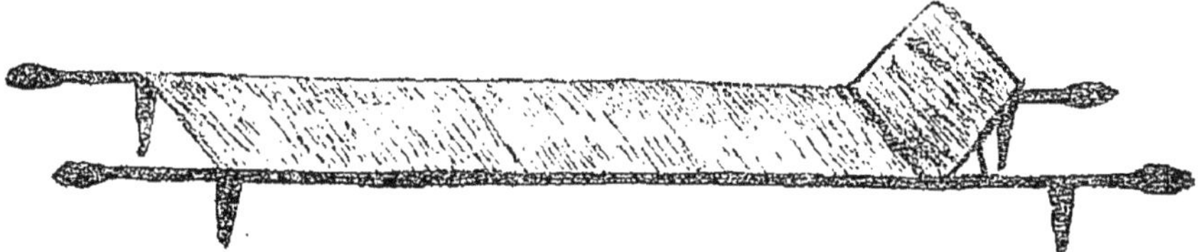

FIG. 5

B. Sur ce brancard (fig. 5), le malade doit être « calé », car s'il est vrai que déjà les fragments eux-mêmes soient suffisamment maintenus, il est vrai aussi que les mouvements communiqués à tout le corps — ou même au seul membre atteint — se transmettront douloureusement jusqu'à eux.

Aussi, tout sera bon pour immobiliser avec douceur, pour combler des vides, pour amortir les ébranlements inévitables.... faisceaux de paille... foin ... mousse... chiffons... feuilles mortes...

C. Pour passer du brancard sur le lit, mêmes précautions que pour passer du sol sur le brancard.

Enfin on déshabillera le blessé, et il est bien entendu qu'on agira toujours de la manière la plus douce, — allant même, n'est-ce pas, jusqu'à diviser sans scrupule les vêtements qui ne pourraient être retirés sans froissements.

Les matelas seront suffisamment fermes pour ne pas se laisser déprimer en gouttière sous le poids du corps. — Un *cerceau* placé au-dessus du membre le préservera du poids et du contact des couvertures.

NOUS N'AVONS PLUS MAINTENANT QU'A ATTENDRE L'ARRIVÉE DU CHIRURGIEN.

Mesdames, j'ai eu l'honneur de vous dire, il y a un moment, que les fractures étaient reconnues par un certain nombre de signes, dont les plus importants sont :

La déformation, la mobilité anormale, la crépitation, la douleur, et l'impuissance du malade à mouvoir son membre.

Ces signes existent toujours — c'est une affaire entendue; mais je vous dois de dire maintenant qu'ils sont bien loin de se présenter dans chaque cas avec une évidence toujours la même, — et que certains même sont parfois à peine ébauchés. — Or cela arrive lorsque les fragments de la fracture ne s'écartent pas..., *lorsqu'ils ont gardé leur contact*, soit parce que la fracture est incomplète, soit parce que les parties molles ayant conservé leur entière intégrité, maintiennent, matelassent, et entourent le foyer de la fracture comme le fourreau entoure le parapluie, soit encore parce que les extrémités fracturées sont quelque peu entrées l'une dans l'autre, se sont engrenées et réciproquement pénétrées; soit enfin parce que à côté de l'os rupturé se trouve un autre os lui servant de tuteur.

Et voilà donc pourquoi dans les fractures du radius où existe une pénétration partielle du fragment supérieur dans l'inférieur ; voilà pourquoi dans celles de la partie supérieure de la cuisse où il y a souvent un engrénement des fragments ; voilà pourquoi dans les fractures de côtes où les fragments sont maintenus par les côtes et les parties charnues voisines, voilà pourquoi dis-je, il ne faut chercher ni la mobilisation des extrémités fracturées, ni la crépitation, ni la déformation réelle de la région, ni même une totale impuissance de mouvements.

Il ne nous reste donc qu'un signe pour le diagnostic de ces cas malaisés ; il ne nous reste qu'un seul symptôme de fracture ; mais ce symptôme est heureusement toujours existant, toujours net, clair, précis, et immuable ; je veux parler de la douleur ; non pas de cette douleur généralisée à toute la région, et dans laquelle le malade englobe, malgré lui, la souffrance de la contusion, celle de la fracture elle-même, celle enfin des complications avoisinantes ; mais de la douleur cherchée minutieusement et provoquée par le chirurgien lui-même, — douleur mise en évidence lorsqu'après une série de pressions très méthodiques et de plus en plus rapprochées du point fracturé ou fissuré, le doigt arrive enfin sur ce point lui-même, et provoque alors un cri, une émotion, une plainte toute spéciale et se détachant nettement sur la souffrance générale du membre.

❖

Mesdames, je ne puis pas ne pas vous dire rapidement et pour finir, qu'au point de vue de leurs signes, certaines fractures sont absolument spéciales, en ce sens que l'impuissance des mouvements n'y saurait être recherchée, que la déformation, *lorsqu'elle existe*, n'est souvent pas perceptible, que la mobilité anormale ne s'y produit pas plus que la crépitation, 'que la douleur elle-même enfin ne peut être mise en évidence, étant données la stupeur du malade, sa dépression et son absence de lucidité. — Je veux parler des fractures du crâne et particulièrement, de celles tout à fait remarquables de sa base — fractures produites *par en-dessous*, et dans lesquelles il est impossible après tout, *d'aller y voir*.

Pour reconnaître ces lésions on se base donc :

1° Sur des ecchymoses de la peau dues à la migration du sang des parties profondes, et qui, pour avoir une réelle valeur et ne pas être prises pour des ecchymoses de contusions, doivent apparaître *quelque temps après l'accident*.

2° Sur l'issue de matière cérébrale à l'extérieur.

3° Sur l'écoulement *persistant* de sang par l'oreille, par la bouche ou par le nez.

4° Sur l'écoulement, par l'oreille ou par le nez, de ce liquide clair et séreux qui baigne normalement les centres nerveux, et dans lequel ils sont en quelque sorte plongés.

5° Sur les paralysies de la face et, par conséquent, sur les déviations des traits de la physionomie.

Je compte appliquer devant vous à la salle de pansements, des appareils DÉFINITIFS pour fractures, dont l'appareil plâtré est incontestablement le type; et si nous n'y trouvons pas de fracture réelle, nous aurons toujours à notre disposition un bras de bonne volonté pour les supporter. — Vous verrez alors comment on *coapte* les extrémités cassées, je veux dire comment on les maintient immobiles en bonne et due position.

MAIS ALORS, QUE VA-T-IL SE PASSER DURANT CE TRAVAIL SILENCIEUX ET TRÈS LONG DE LA GUÉRISON ? ET COMMENT LES LÉSIONS VONT-ELLES SE RÉPARER ?

Eh bien, sachons qu'il se fait plus ou moins vite après toute rupture osseuse, dans l'espace qui résulte de l'écartement des fragments, et par un mécanisme que nous pouvons, après tout, comparer à celui de la cicatrisation des plaies ; sachons, dis-je, qu'il se produit une sorte de bourgeonnement exubérant, surtout développé aux dépens de cette membrane qui engaîne tous les os et que l'on appelle périoste, — que ce bourgeonnement forme une virole épaisse et charnue autour de la fracture, — que cette virole prend peu à peu une consistance ferme et fibreuse, — que bientôt elle s'infiltre de points osseux, — et que finalement les îlots durs déjà formés se réunissent et se conglomèrent en une masse unique à laquelle on a donné le nom de CAL.

Que si les fragments ont été, après l'accident, régulièrement placés au contact et bien mis en regard, tout se passera fort bien, et le membre pourra parfaiment revenir à ses fonctions normales. Mais si, pour une raison ou pour une autre, ils n'ont pu être maintenus bout à bout et dans la bonne direction, il en résultera des consolidations irrégulières, auxquelles on a réservé le nom de *cals vicieux*.

Parfois même il arrive que le cal ne se produise pas, ou plutôt ne se durcisse pas, et cela soit parce que l'immobilisation n'a pas été parfaite, soit parce qu'il existe un vice fondamental dans la nutrition osseuse. Et, dès lors, les deux fragments continuant à jouer l'un sur l'autre, comme s'il y avait là une véritable articulation nouvelle, on dit qu'il s'est formé une fausse jointure, qu'il y a *pseudarthrose*.

SIXIÈME CONFÉRENCE

ANESTHÉSIE

MESDAMES,

L'anesthésie chirurgicale consiste dans la suppression de la sensibilité, suppression obtenue par l'emploi d'agents spéciaux dits *anesthésiques,* et qui abolissant cette sensibilité soit totalement, soit seulement sur un territoire limité, amènent dans le premier cas l'anesthésie dite *générale,* et dans le second l'anesthésie *locale.*

VOYONS D'ABORD L'ANESTHÉSIE GÉNÉRALE !

Celle-ci s'obtient, dans la pratique habituelle de la chirurgie par plusieurs agents, dont les seuls véritablement à retenir sont le chloroforme et l'éther.

Ceci dit, qu'avons-nous à faire, nous infirmiers, à l'occasion de l'anesthésie générale ?

Pour mettre de la clarté dans ce sujet, nous envisagerons la question :

Avant le sommeil,

Pendant le sommeil,

Après le réveil.

A. *Avant le sommeil.* — La toute première chose à faire c'est d'obtenir le consentement du malade. La deuxième, une fois ce consentement obtenu, c'est de le faire examiner très soigneusement afin d'assurer l'aide chargé de l'anesthésie qu'il n'existe pas de lésions pouvant s'opposer à l'éthérisation ou à la chloroformisation —(et je rappelle que parmi les raisons d'empêcher le sommeil chirurgical, ou tout au moins d'y apporter une extrême prudence, il faut noter les affections anciennes des poumons, les maladies du cœur, les affaiblissements qui succèdent aux maladies débilitantes,..... les habitudes alcooliques, le tempérament nerveux exalté..... la vive peur de l'opération enfin.)

La troisième chose, à laquelle je suis du reste tout naturellement amené par ce que je viens de dire, et dont l'importance est absolument capitale, consiste à rassurer les nerveux et les pusillanimes ;

et je ne veux pour preuve de la nécessité de cette recommandation, que le fait — incontesté — de la plus grande fréquence des syncopes chez les personnes très apeurées.

La quatrième chose à faire est d'examiner la bouche du patient, de rechercher s'il existe des dentiers ou des dents à pivot, de les enlever ensuite, car dans le cas contraire, elles pourraient se détacher au cours de l'anesthésie, tomber naturellement dans l'arrière gorge (puisque le malade est horizontalement couché), et déterminer dès lors des phénomènes de suffocation par leur arrêt et par l'irritation ainsi provoquée.

La cinquième pratique à observer, consiste à maintenir le malade à jeun, au moins 6 à 7 heures avant l'administration de l'anesthésique.

CE N'EST PAS TOUT, *et un certain nombre de précautions doivent être maintenant prises*, afin de parer aux éventualités inquiétantes ou graves auxquelles il est de toute nécessité de penser toujours, et dont il faudra nous préoccuper.

Et dès lors, nous nous procurerons du chloroforme fraîchement rectifié ou de l'éther récemment préparé, et dont les flacons n'ont pas été débouchés.

Nous préparerons une petite quantité de vaseline pure dont l'anesthésiste oindra le nez, les lèvres, le menton et les joues du malade, de manière à préserver toutes ces régions du contact très irritant des vapeurs anesthésiques, et particulièrement des brûlures chloroformiques.

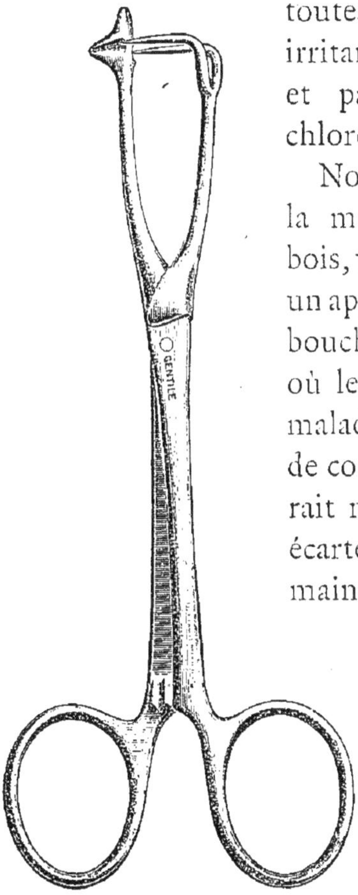

Nous aurons sous la main un coin de bois, un bouchon, ou un appareil dit ouvre-bouche, pour le cas où les machoires du malade étant prises de contractures, il serait nécessaire de les écarter et de les maintenir écartées, afin d'y voir clair dans l'arrière-gorge et d'enlever les glaires et les mucosités qui s'y accumulent toujours.

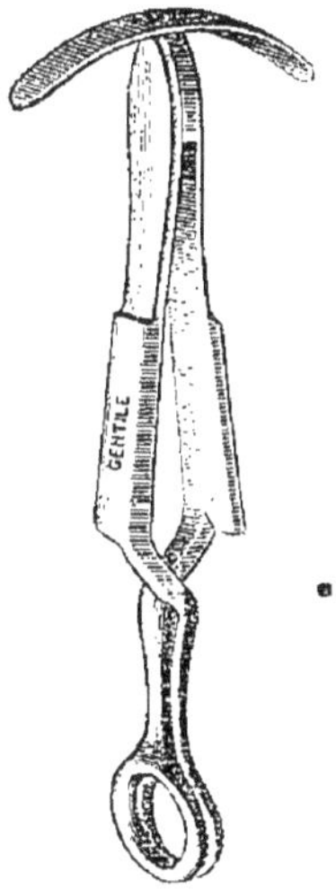

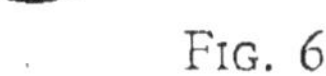

FIG. 6
Pince à langue de Berger.

FIG. 7
Pince à langue de Laborde.

Une pince spéciale appelée pince à langue (fig. 6 et 7) est également nécessaire ; car il arrive très bien que lorsque la motilité musculaire est supprimée par l'anesthésie, la langue s'affaisse dans le fond du gosier, qu'elle tombe en arrière, qu'elle déprime ainsi l'orifice de la respiration, — de telle sorte, après tout, qu'il en résulterait des phénomènes asphyxiques, si elle n'était saisie par sa pointe, attirée au dehors, et en sommē : soulevée.

Le malade a parfois besoin d'être « ranimé » ! L'éther, la caféïne en injections sous la peau au moyen de la seringue dite hypodermique, devront être mis de côté ; de même de l'oxygène en ballons ; de l'eau chaude également, si utile en applications dans le traitement des syncopes ; une pile électrique enfin, pouvant servir dans le même but.

❧

Toutes nos précautions sont prises ! nous allons endormir, ou plutôt : *nous allons voir endormir* le malade.

Or, comme :

De par le fait de l'anesthésie elle-même,

De par le fait qu'il est plus ou moins complétement dévêtu,

De par le fait même de l'opération, ce malade sera plus ou moins refroidi, nous veillerons à la température élevée de la salle (25°), et ses jambes seront enveloppées de bottes de flanelle ou de ouate.

Il sera dès lors porté dans une salle spéciale

(salle d'anesthésie) afin d'y être endormi à l'abri des regards indiscrets ou émotifs ; et afin que lui-même ne voie pas les préparatifs, toujours plus ou moins impressionnants de l'opération.

Horizontalement étendu et complétement débarrassé de tout ce qui pourrait gêner les mouvements respiratoires, il sera prêt à l'anesthésie, qu'il faut immédiatement commencer pour ne pas prolonger une attente pleine d'émotions.

Tout ce qui précède, concerne les préparatifs de l'anesthésie ; VOYONS CETTE ANESTHÉSIE ELLE-MÊME !

Je crois avoir très peu de choses à dire au sujet de l'administration de l'agent anesthésique, puisque cette administration ne doit pas être pratiquée par nous. Cependant, comme nous devons prêter notre concours à la répression des alertes ou des accidents dont le chloroforme est coupable, je tiens à dire tout de suite :

I. Que quelque soit l'appareil employé pour endormir (qu'il s'agisse d'un véritable appareil ou d'une simple compresse) *il faut* débuter avec une très grande circonspection, avec une grande lenteur même. *Il faut* qu'à aucun moment le malade ne soit SURPRIS, qu'il s'endorme petit à petit sous l'action très régulièrement et très lentement progressive des doses chloroformiques.

Il est bien connu qu'un grand nombre d'opérés conservent de l'anesthésie chloroformique un très mauvais souvenir. Or mon opinion *formelle* est que ce mauvais souvenir n'est pas fatal et qu'il n'existerait pas, si l'anesthésie était appliquée avec cette progression régulière et avec cette lenteur. Voilà un premier point !

II. Dans un deuxième point, je dirai que le sommeil anesthésique présente deux périodes : l'une *d'excitation* (et dans laquelle le malade plus ou moins loquace, s'agite, a des bourdonnements d'oreilles, une respiration irrégulière, des nausées...) l'autre d'*anesthésie* (où le calme et la régularité respiratoires se produisent, où les muscles se relâchent, *où la sensibilité disparaît...*) C'est là le moment d'agir pour le chirurgien ; *mais c'est aussi celui où le chloroformisateur doit faire preuve de la plus scrupuleuse attention*, car son malade ayant atteint le point critique de l'anesthésie, doit y être maintenu par des doses assez puissantes pour conserver l'insensibilité ; pas assez fortes cependant pour aller plus loin ; pas assez faibles aussi pour qu'il recommence à sentir.

Il est d'ailleurs guidé dans la mesure des doses suffisantes, par le rythme des mouvements respiratoires qui ne doivent pas être ralentis, par le pouls qui ne doit point faiblir, par l'état de la pupille qui ne doit pas brusquement se dilater, et par celui de la figure qui ne doit pas pâlir...

Il résulte, Mesdames, de tout ce qui précède, que l'anesthésie exige un certain doigté ; et surtout, une application constante, une attention de tous les instants, une préoccupation telle que l'opération et ses divers temps doivent rester absolument étrangers à l'attention de l'aide qui est chargé de cette délicate fonction.

Mais il faut savoir, malgré tout, qu'il y a des accidents possibles, dont un seul, d'ailleurs, vraiment redoutable porte le nom de *syncope*, et peut se produire :

Soit tout au début ;

Soit dans la période d'excitation ;

Soit pendant le sommeil.

Cette « syncope » peut se terminer par la mort ; c'est vous dire sa gravité. — Elle se déclarera brusquement surtout si elle survient au début, et sera caractérisée par un arrêt du cœur et des mouvements respiratoires ; ou bien, elle se produira après congestion du visage, irrégularité ou rapidité de battements du cœur,.. dilatation de la pupille,.. et pouls misérable...

Nous verrons du reste ultérieurement qu'il faut la traiter rapidement et vigoureusement, et nous nous occuperons alors en détail des frictions, flagellations, injections, inhalations, électrisations, etc..., mais un point sur lequel je ne saurais trop insister, pour éviter toute alerte, c'est, encore une fois, la nécessité de l'administration lente et bien réglée du chloroforme au début.

J'en arrive maintenant à ce que doit être notre rôle après l'anesthésie.

Tant que le malade est sous l'influence plus ou moins profonde du médicament, c'est-à-dire tant qu'il n'est pas complètement revenu à lui, il ne doit être ni abandonné, ni perdu de vue.

Il sera donc suivi pendant son transport en position horizontale, de la table d'opération à son lit, et ce même lit sera chauffé à une température convenable. Le pouls et la respiration seront surveillés, et le bruit ainsi que les hautes conversations seront bannis.

Combien de temps faut-il le laisser ainsi, c'est difficile à dire ; mais comme après tout, on ne peut rester à ses côtés un temps indéfini, et que l'abandonnant à son repos, on n'est vraiment tranquille que lorsqu'il a repris ses sens, il est bon (si le réveil ne se produit pas spontanément au bout d'un quart d'heure) d'y aider en appelant le malade à haute voix et par son nom, en lui envoyant un rais de lumière sur l'œil, en titillant l'orifice d'entrée de ses narines, en flagellant avec une serviette mouillée sa face et sa poitrine.

D'autre part, rien de solide ne doit être pris avant 6 ou 8 heures, et mieux : absolument rien, si c'est possible. Si cependant des vomissements survenaient dans les vingt-quatre heures (ce qui est, on peut le dire, excessivement fréquent), on administrerait des boissons glacées.

Quelquefois le malade se plaindra de sa langue, légèrement sensible et tuméfiée si on a dû la pincer. Il faudra, dès lors, lui démontrer la bénignité (réelle) de ce gonflement douloureux, et sa très prochaine résolution, et, bien entendu, ne pas lui parler de sa cause.

⬥

Je dois vous faire remarquer, Mesdames, que j'ai eu en vue le chloroforme dans l'exposé que je viens de faire,— chloroforme très employé jusqu'à maintenant, et particulièrement dans les hôpitaux de Paris. Mais il faut bien reconnaître aussi que les partisans de l'éther s'accroissent de plus en plus à l'heure actuelle; et ceci m'oblige à vous dire encore quelques mots sur les particularités de ce liquide et ses différences anesthésiques d'avec le chloroforme.

Sachons donc que l'éther demande de plus fortes doses — et surtout d'emblée — que le chloroforme; que ses vapeurs sont éminemment inflammables et par conséquent contrindiquent toute source de chaleur dans le voisinage ; que la syncope du début n'est pas à redouter comme avec le chloroforme ; qu'il exige moins de tact et, si on peut dire, moins de minutieuse surveillance dans son application ; qu'il paraît enfin irritant pour les voies respiratoires délicates.

Il y a des partisans de l'éther et des partisans du chloroforme, et chacun fournit ici ses arguments. Ce qui me paraît certain, c'est que l'éther est d'une administration moins délicate, et que, si j'ose m'exprimer ainsi, dans les cas d'anesthésiste imparfait, c'est à lui qu'il vaudrait mieux recourir. Mais on ne peut tout de même nier les précieux services rendus par le chloroforme lorsqu'il est donné par un anesthésiste qui a du *doigté* et qui le *connaît* ; et on peut dire bien haut qu'il n'y a pas d'alerte à redouter avec un chloroformisateur TOUT A SON AFFAIRE, sans *distractions* et sans *défaillances*. — On a bien le droit, n'est-ce pas, d'exiger ici de telles qualités.

Nous allons maintenant passer à l'anesthésie locale.

L'anesthésie locale consiste dans l'abolition de la sensibilité, provoquée non plus sur tout le corps, mais bien sur un territoire absolument limité, et par l'emploi méthodique d'agents spéciaux. — Et de même qu'il y a plusieurs moyens de pratiquer l'anesthésie générale, il y a plusieurs moyens de pratiquer l'anesthésie locale.

Ces moyens n'ont certes pas tous la même valeur, mais je pense qu'il est tout de même bon de parler DE TOUS, parce que TOUS sont capables de rendre des services, et parce qu'il est toujours nécessaire d'avoir « plusieurs cordes à son arc ».

Ceci étant dit, voici comment nous devons classer les agents d'anesthésie locale :

D'abord, la compression ;

Ensuite, la réfrigération ;

Enfin, l'action directe, ou comme on dit, *spécifique*, des médicaments incorporés à nos « chairs », à nos tissus.

COMPRESSION

Lorsque pendant quelques instants, on serre avec énergie la base d'un doigt, et, par exemple, avec un lien élastique dont l'action est toujours *active*, en tension, et bien maintenue, on remarque que la sensibilité s'atténue, plus ou moins suivant les sujets, mais du moins d'une façon constante, et quelquefois même très marquée.

D'autre part, lorsque avant certaines opérations sur les membres, on entoure ceux-ci avec une bande élastique, pour réduire au minimum l'effusion possible du sang, on remarque aussi, que non seulement le membre pâlit, mais encore qu'il perd de sa sensibilité.

Il y a même dans la constriction un moyen d'atténuation de douleurs déjà existantes, — et ceci est également bien connu.

Il semble donc qu'il y ait dans le fait *compression*, un moyen réellement efficace et utile dans certains cas, sinon par lui tout seul, du moins par le concours qu'il apporte aux autres méthodes d'insensibilisation locale. Et voilà pourquoi il est bon d'ajouter à celles que je vais passer en revue l'application, quand on le peut, et quand il s'agit, par exemple, de doigts ou d'orteils, d'un lien de caoutchouc fortement serré au-dessus de la partie malade, *et qu'on serait, d'ailleurs, fort heureux d'utiliser, à défaut de tout anesthésique.*

ANESTHÉSIE RÉFRIGÉRANTE

L'agent le plus employé, à l'heure actuelle, est le chlorure d'éthyle :

1° Parce qu'il est d'un emploi très facile ;

2° Parce qu'il insensibilise rapidement.

Lorsqu'on en a besoin, on le trouve tout préparé, et renfermé soit dans des ampoules de verre dont il suffit de dévisser une extrémité métallique, — ou d'appuyer sur un levier de cette extrémité, — pour laisser le contenu jaillir et se volatiliser sous la forme d'un jet très fin ; soit encore dans des récipients métalliques dont une extrémité se dévisse également.

Comment doit-on utiliser ce jet ?

On tient le tube verticalement dans la main au-dessus de la surface à insensibiliser, l'orifice tourné par en bas, de telle sorte que le jet réfrigérant soit projeté d'une distance de 15 à 20 centimètres.

La simple chaleur de la main suffit à donner au jet une réelle puissance de pression, et dès lors on remarque :

a) Que la peau rougit tout d'abord ;

b) Qu'elle blanchit ensuite sous une véritable couche de givre ;

c) Qu'en une demi-minute ou une minute elle

est anesthésiée, en même temps que durcie par le froid.

QUELQUES RÉFLEXIONS MAINTENANT!

1° L'anesthésie dure deux minutes environ;

2° Elle agit mal sur certaines peaux, et très certainement la raison en est dans un ensemble de causes dont font partie la sensibilité nerveuse, la susceptibilité de l'épiderme, l'état de la circulation locale...

3° Il faut n'ouvrir l'orifice qu'une fois le sommet du tube dirigé en bas (c'est important!), et pour ne pas suivre rigoureusement cette pratique, on s'expose à envoyer le chlorure d'éthyle dans les yeux du malade ou d'une personne voisine. Ce n'est d'ailleurs qu'un inconvénient de cuisson passagère, mais cela peut laisser penser qu'on manque de sang-froid et de soin.

4° Le chlorure d'éthyle est inflammable. Donc, toute source de chaleur ou de lumière à flamme, toute lampe à alcool, tout fer rouge doivent en être éloignés.

◆

Un mot maintenant sur le *chlorure de méthyle*.

Ce corps étant gazeux à la température ordinaire, et ne pouvant être employé que liquéfié (puisque c'est le passage à l'état gazeux qui produit la réfrigération) se trouve conservé sous pression, et donc liquide, dans des bouteilles métalliques très résistantes que les fabricants d'instruments mettent toutes préparées à la disposition des médecins.

Le jet, que je comparerai à celui du chlorure d'éthyle, mais qui se vaporise avec une plus grande puissance et plus de force, doit-être, comme un pinceau, *très rapidement* promené sur la région, car c'est très vite que les tissus pâlissent, et c'est très vivement qu'ils sont refroidis, — si violemment même qu'il suffirait d'insister pour atteindre la gelure et la mortification.

Voilà donc pourquoi, — étant donnée la délicatesse nécessaire de son maniement, — on a proposé deux autres manières, simples et faciles de l'utiliser, et qui consistent soit à diriger le jet au fond d'un tube à essai où le chlorure se dépose en givre, et d'où il est retiré par des tampons de ouate qu'on promène ensuite sur la région ; soit à diriger d'emblée le jet sur ces mêmes tampons.

La douleur produite par le chlorure de méthyle n'est d'ailleurs pas considérable ; c'est plutôt une cuisson qui cesse sous l'application d'un peu d'amidon ou de vaseline.

◆

Puisque j'ai parlé des chlorures d'éthyle et de méthyle, vous me permettrez de dire un seul mot du mélange de ces deux corps.

Ce mélange s'appelle *coryl*. On le trouve enfermé dans de petits récipients de métal appelés coryleurs, généralement nickelés, et terminés par une extrémité fine, dont l'ouverture est commandée par une petite roue latérale.

Le coryl est loin d'être sans valeur, puisqu'il paraît ne pas avoir les inconvénients des deux corps qui le constituent, et puisqu'il semble même en avoir tous les avantages. Son anesthésie est, en effet, rapide, et les mortifications n'y sont point à redouter.

⬦

L'éther, tout le monde le sait, est un agent de refroidissement.

Ce qu'on sait moins, c'est qu'il doit être employé à l'état de pureté absolue si l'on veut que son action soit très efficace.

On le projette sous forme de pulvérisations, avec un appareil, dit de Richardson (fig. 8), qui rappelle de très près nos pulvérisateurs de toilette ; et la distance de cet appareil à la peau doit-être alors de dix centimètres environ. — Ici la période prodromique de l'insensibilité est de 10 à 15 minutes ; quelquefois cependant, elle est un peu plus longue ; quelquefois même l'insensibilisation n'est qu'incomplètement obtenue soit parce que l'éther n'est pas bon, soit parce que la peau est réfractaire et ne présente pas une

« susceptibilité » suffisante, et par exemple si elle est très congestionnée.

Quoi qu'il en soit, on est averti de la production

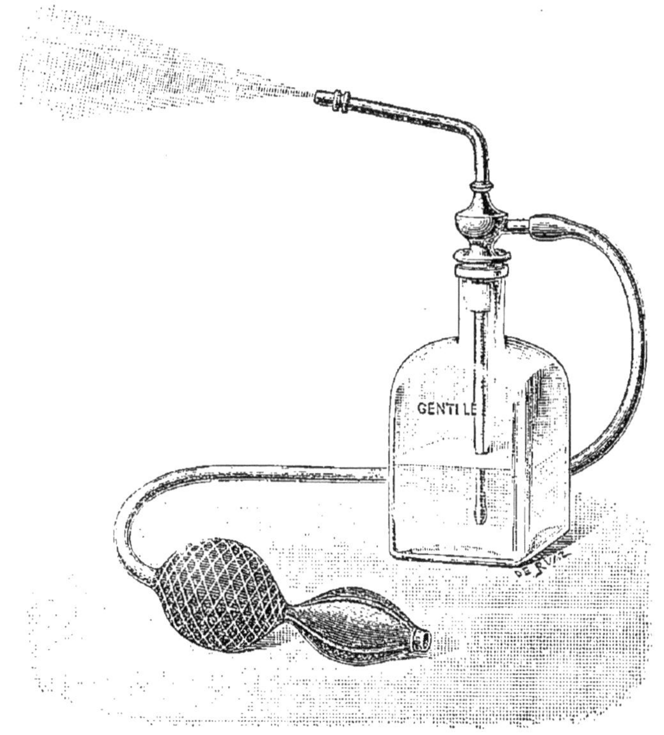

FIG. 8

de l'anesthésie par l'apparition subite d'une pâleur étendue à toute la région frappée par la pulvérisation.

J'ajoute que si l'on ne possédait pas de pulvérisateur, on pourrait verser l'éther goutte à goutte, et en activer l'évaporation par insufflation avec un soufflet.

J'ajoute encore qu'il faut beaucoup se méfier du voisinage du feu, et qu'on ne doit pas sans motifs laisser le flacon d'éther débouché, à cause de la rapide volatilisation de ce liquide.

❖

L'anesthésie par le *mélange de glace pilée et de sel marin* à parties égales, est connue de tous. Ce mélange est en effet un réfrigérant très employé par les confiseurs, et d'autre part, qui ne sait les effets insensibilisateurs des grands froids ?

Voici donc détaillée, quelle est la pratique de cette méthode en anesthésie chirurgicale :

On dépose un morceau de glace dans un linge... serviette ou mouchoir. Avec l'espèce de « pendule » ainsi obtenu on tape violemment sur un corps dur. Grâce à ce choc énergique, la glace se trouve en quelque sorte pulvérisée. On prend alors un peu de cette poussière ; on la dépose dans un sac de mousseline, et on y ajoute la même dose de sel. Il suffit dès lors de faire le mélange par petites secousses pour n'avoir plus qu'à appliquer le sac sur la région à anesthésier.

L'effet d'insensibilisation apparaît d'abord par une sensation de froid aigu ; — un véritable engourdissement apparaît ensuite. Enfin au bout de 2 à 3 minutes, se montre une « blancheur » dont il faut bien saisir la naissance, car en somme un froid trop prolongé risquerait d'amener de la mortification, et d'autre part cette blancheur est l'indice de l'anesthésie réalisée.

❖

Nous terminerons ainsi, ce qu'il est nécessaire de savoir dans l'anesthésie par refroidissement ; et nous conclurons en disant :

1° Que de toutes les variétés que nous venons de décrire, la meilleure est certainement celle du chlorure d'éthyle ;

2° Que la pulvérisation de chlorure de méthyle n'est à recommander que dans le mélange appelé coryl ;

3° Que l'éther ne doit-être employé qu'à défaut d'autres substances.

4° Que le mélange glace et sel doit être absolument conservé, étant donné qu'il procure des insensibilisations très sûres, qu'il est d'un bon marché remarquable, et qu'il n'a contre lui que de nécessiter une surveillance absolument nécessaire, en somme, pour tous les anesthésiques.

Passons maintenant à l'anesthésie médicamenteuse spécifique.

On a proposé pour cette anesthésie un certain

nombre de produits chimiques; mais comme, après tout, ce n'est pas de l'érudition, mais œuvre pratique que nous devons faire ici, je n'étudierai que les deux qu'il est vraiment nécessaire de connaître, c'est-à-dire la cocaïne et la stovaïne.

La cocaïne est extraite d'une plante péruvienne. C'est en réalité, après préparation : chlorydrate de cocaïne qu'il faut dire; et c'est dissous dans l'eau, dans la proportion de 1 gramme pour cent ou un 1/2 gramme (soit 50 centigrammes) qu'il faut l'employer, en solutions récemment préparées.

Au contraire de ce qui se fait en anesthésie générale, il est ici nécessaire d'être alimenté avant l'insensibilisation. Un stimulant, le café, ingéré avant le début. et même pendant l'intervention, est à recommander. — Alors, le malade étant allongé bien horizontalement, la solution cocaïnée est introduite dans l'épaisseur de la peau, et sur tout le trajet de l'incision projetée.

Pour ce faire, ou bien l'aiguille ayant été enfoncée de toute sa longueur sera ensuite et petit à petit retirée laissant à sa place le liquide abandonné par pression régulière du piston, ou bien le liquide sera poussé au fur et à mesure de la pénétration de l'aiguille, ce qui est en somme moins douloureux, à la condition d'aller fort lentement.

Quelle est la quantité à injecter ? Il ne faut pas dépasser la dose de 10 à 15 centigrammes ; on comprend qu'avec cette dose il puisse être nécessaire de faire plusieurs piqûres si la ligne d'incision doit avoir une certaine longueur.

A quel moment apparaît l'insensibilité ? Au bout de cinq minutes.

Quelle est sa durée ? Elle oscille entre une demi-heure et trois-quarts d'heure.

Quelle est son étendue en surface ? Un centimètre environ de chaque côté de la ligne d'incision.

Quelles doivent-être les suites de l'anesthésie ? Il faut laisser le patient couché un certain temps après l'intervention (une demi-heure ou une heure) ; et il est très bon qu'il ne reprenne la position verticale qu'après avoir ingéré un peu de liquide, lait ou bouillon, café même si l'opération a été de quelque durée.

Quels sont les accidents possibles ? Je les classerai en légers ou graves, et je dirai :

1° Que les accidents légers consistent en loquacité, hilarité, sorte d'ivresse, d'excitation, de colère...

2° Que les accidents graves succèdent à ceux que je viens de citer, et se concluent en menaces de syncope, d'agitation, de mouvements convulsifs...

Ces accidents peuvent-ils être expliqués ? Oui, et d'abord par l'emploi de doses trop élevées, par la pénétration directe du liquide dans un canal sanguin (et par suite, par imprégnation plus immédiate de nos tissus), puis encore par la cessation trop hâtive de la position couchée horizontale.

Que faire contre ces accidents ? Des frictions générales vigoureuses, des flagellations du visage et de la poitrine, la respiration artificielle (que nous étudierons ultérieurement), des piqûres de caféïne ou d'éther, enfin des inhalations de nitrite d'amyle, l'usage du chloral.., sont les pratiques les plus recommandables. J'ajoute qu'on doit se méfier de la cocaïne chez l'enfant, chez le vieillard, chez les malades déprimés et chez les nerveux...

◆

Si l'on veut bien se rappeler que le pouvoir anesthésique local de la STOVAÏNE est aussi remarquable que celui de la cocaïne, qu'elle est d'une faible toxicité, et que par conséquent elle peut être employée à dose plus élevée (par exemple jusqu'à 20 ou 25 centigrammes d'une solution à 0,75 pour cent ou 1 pour cent) on comprendra aisément la fortune de ce nouvel agent d'insensibilisation, et sa tendance de plus en plus marquée à remplacer la cocaïne dans son emploi chirurgical... et médical aussi.

Elle a bien, il est vrai, quelques inconvénients, et par exemple celui de dilater les canaux, de favoriser ainsi l'hémorrhagie, et de gêner par suite l'opérateur ; ou encore celui d'être assez mal supportée par certains tempéraments âgés. Mais cela n'est-il pas peu de chose en raison d'une toxicité 4 à 5 fois inférieure à celle de la cocaïne, et de la crainte très éloignée, des accidents syncopaux !

Avec les deux substances dont je viens de vous parler, on peut encore insensibiliser les membranes muqueuses, je veux dire anesthésier localement l'œil, l'oreille, le larynx, certaines ulcérations douloureuses internes, les membranes du nez... l'estomac lui-même.

On peut même faire des incisions profondes, et aller jusqu'à de véritables et complètes opérations, en imprégnant tout d'abord la peau, puis les tissus sis au dessous d'elle, puis les couches musculaires... et en somme les éléments successifs que doit toucher le bistouri au fur et à mesure de sa pénétration. Mais je pense qu'insister serait sortir de notre sujet ; et nous en savons maintenant assez au sujet de l'anesthésie locale et générale.

SEPTIÈME CONFÉRENCE

DU ROLE DE L'INFIRMIÈRE « AUTOUR » DE L'OPÉRATION

MESDAMES,

Si nous voulons poursuivre méthodiquement l'étude de nos devoirs, nous devons traiter maintenant du rôle de l'infirmière avant l'opération, pendant l'opération, après l'opération.

Il me paraît fort malaisé d'exposer *tout* ce qu'il y aurait à dire ici, et de ne pas faire d'oubli ; mais je déclare immédiatement que je ne le regrette pas, parce que si tout ce qui est à dire était dit, nous devrions nous borner à une fastidieuse énumération — longue et minutieuse aussi ; et certains développements indispensables seraient, par contre, sacrifiés.

J'en resterai donc aux grandes lignes ; et je compte que les descriptions que je vais faire, de même que les explications que je vais donner, seront avantageusement complétées par vos lectures, et les souvenirs de ce que vous avez déjà vu ou fait.

❖

Avant l'opération. — Avant l'opération il faut préparer le malade *moralement* et *physiquement*.

Moralement, on entretiendra la gaîté dans son entourage ; on lui donnera confiance en la valeur du chirurgien qui le doit opérer ; on fera l'impossible pour éloigner de son esprit toute peur, — la peur étant un élément de dépression.

Physiquement, on s'assurera de l'absence d'albumine ou de sucre dans les urines ; et, dans le cas où il s'en trouverait, le chirurgien serait immédiatement prévenu.

Quelques jours avant l'opération, un bain savonneux sera donné ; et, si l'état du malade ne le permet pas, on procèdera par lotions.

Deux ou trois jours avant, et dès lors : tous les jours, la toilette du futur « champ d'opérations » sera faite.

Le malade sera purgé vingt-quatre heures avant l'intervention. Le matin même il prendra un lavement. Un très léger repas sera pris la veille au soir, et pas de nourriture au jour indiqué.

Enfin, au dernier moment, les membres inférieurs seront enveloppés, soit par des bottes de ouate, soit par des bandes de flanelle.

Pourquoi toutes ces précautions ?

Pourquoi soutenir le moral du malade, rechercher le sucre et l'albumine, baigner et purger ? — Pourquoi la vacuité de l'estomac ? — Pourquoi les enveloppements ouatés ?

Nous allons répondre d'une façon précise à toutes ces questions, car il ne faut à aucun prix que la routine préside à la mise en pratique de cette préparation opératoire du malade ; et d'autre part il est si instructif de connaître ici nos raisons d'agir !

Donc, il est nécessaire de soutenir le moral du malade, parce qu'il est avéré qu'un système nerveux déprimé est une proie facile de la maladie, et dans le cas particulier qui nous occupe : de l'infection.

Ce fait est constaté par l'expérience quotidienne qui montre l'envahissement morbide plus facile des organismes débilités.

Mais il l'est aussi par les expériences qui montrent que de deux animaux (aussi identiques que possible) inoculés, tous deux avec des germes virulents, le plus atteint, le plus rapidement atteint, parfois même le seul atteint, sera celui qu'on aura tourmenté, apeuré, inquiété, effrayé, d'une façon quelconque.

Je trouve d'ailleurs une autre raison de tranquilliser le malade en ceci : que les personnes particulièrement nerveuses, émotives, et frappées par la perspective de l'opération sont plus sensibles que les autres aux accidents anesthésiques... et à la syncope surtout.

La recherche du sucre et de l'albumine est fort importante, et vraiment est-il nécessaire d'y insister ? ne sait-on pas généralement que chez les diabétiques il faut redouter les infections des plaies, et leur cure très difficile au cas où elles viendraient malheureusement à se produire ?

Ne sait-on pas encore que quand il y a albuminurie, c'est la preuve d'un mauvais état de santé générale ou d'une lésion du rein, lésion très grave puisqu'elle porte sur la glande d'élaboration de l'urine, sur la filière de sortie de bien des déchets du corps !

Le bain donné avant l'opération a un double but : un but de propreté d'abord et par conséquent d'*asepsie ;* un but thérapeutique aussi, car d'une part il enlève l'enduit gras qui recouvre la surface de la peau et favorise ainsi les fonctions si importantes (*nous le verrons*) de celle-ci ; et d'autre part il apaise le système nerveux que nous avons plus ou moins surexcité ; il est sédatif, il est donc capable de *pousser* à un sommeil réparateur.

Le purgatif qui précède l'intervention et le lavement du matin, qui n'en est, après tout, que le complément ou l'adjuvant, ont une importance capitale. Ils débarrassent l'intestin, c'est entendu ; mais dans quel but ?

Dans le but très net de combattre les effets nuisibles de la *paralysie intestinale.* Je m'explique :

Après toute opération l'intestin se trouve plus ou moins immobilisé et paralysé, soit par le choc nerveux et l'ébranlement opératoire lui-même, soit encore, parfois, par l'action des anesthésiques.

A cause de cette paralysie, il ne présente plus ses mouvements d'ondulation et de reptation habituels, (mouvements que nous pouvons si bien observer chez les animaux éventrés), et dès lors son contenu NE PROGRESSE pas.

Ce contenu ne progressant pas, se trouve donc *stagnant.* Or, qui ne sait que la stagnation favorise la décomposition, ou si vous préférez : la putréfaction ? et qui ne voit que les malaises si fréquents des malades constipés trouvent précisément leur origine dans ces altérations putrides ?

Débarrassons maintenant l'intestin de son contenu, nous supprimons du même coup, non pas la cause de stagnation cela est vrai, mais du moins cette stagnation elle-même, et partant : tous ses inconvénients : fièvres, malaises, accidents infectieux...... ; **et voilà donc pourquoi il est nécessaire de purger et de lavementer.**

Quel purgatif emploierons-nous ? car enfin ils n'agissent pas tous de la même manière :

1° Les uns graissant les parois intestinales et facilitant ainsi le cheminement des selles ;

2° Les autres provoquant l'évacuation par exagération des mouvements normaux de l'intestin ;

3° Les autres déterminant une abondante sécrétion, et par là une véritable chasse de matières ;

4° Les autres enfin agissant et par sécrétion intestinale, et par amplitude des mouvements.

Il suffit de parcourir ces catégories pour se rendre compte que c'est à la troisième que nous devons avoir recours, à cette catégorie à laquelle appartiennent la manne, la casse, l'aloès, le podophyllin, la rhubarbe, le sené, la glycérine..., et surtout les purgatifs dits salins : citrate de magnésie, sulfate de soude, sulfate de magnésie .....

C'est un peu pour le même motif que celui de la purgation, que le malade doit se présenter à l'opération l'estomac étant vide ; mais c'est aussi pour diminuer le nombre et la violence *des vomissements qui, si souvent succèdent à l'anesthésie.*

C'est encore, enfin, pour que dans le cas d'efforts

vomitifs, il n'y ait pas de débris alimentaires projetés dans les voies respiratoires (comme lorsqu'on avale de travers) débris capables alors de provoquer des phénomènes d'asphyxie.

Et maintenant pourquoi le malade est-il botté de ouate ou de flanelle ? Parce qu'il est presque nu, parce que l'opération est une cause de refroidissement, parce que l'anesthésie elle-même refroidit.

Pendant l'opération. — Le malade est endormi. La région qui doit être opérée a été plusieurs fois nettoyée...

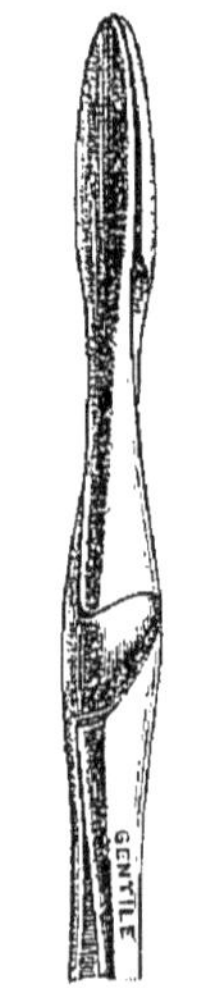

Fig. 9

Pince de Péan (à pression continue et fixe)

Immédiatement avant l'opération le nettoyage est recommencé, par brossage au savon, par « rasage » s'il y a du duvet, par lavage à l'éther, par lavage à l'alcool enfin, ou à la solution de sublimé.

Le champ opératoire est recouvert d'une compresse stérilisée, et délimité par des serviettes également stériles, placées tout autour (quatre sont suffisantes) et maintenues les unes avec les autres par des pinces spéciales (fig. 9 et 10).

L'opération n'a donc plus qu'à marcher, opération faite par le chirurgien, assisté d'un ou deux, ou trois aides immédiats.

Il faut savoir, Mesdames, que ces aides immédiats ne sont pas suffisants, et qu'il en faut par conséquent plusieurs autres qui pour être « accessoires en dignité » n'en sont pas moins d'une très réelle importance. C'est de nous que je veux parler.

Distribuons-nous donc la besogne !

L'une d'entre nous, ayant une fonction moins délicate, et ayant assumé la tâche de disposer chaque chose à sa place en la salle d'opérations, veillera constamment à ce que rien ne s'égare ; elle avancera ou reculera les tables ; elle présentera des flacons ou des boîtes à pansements; elle renouvellera les solutions des cuvettes; elle fera même la police en s'opposant aux bruits et aux conversations des

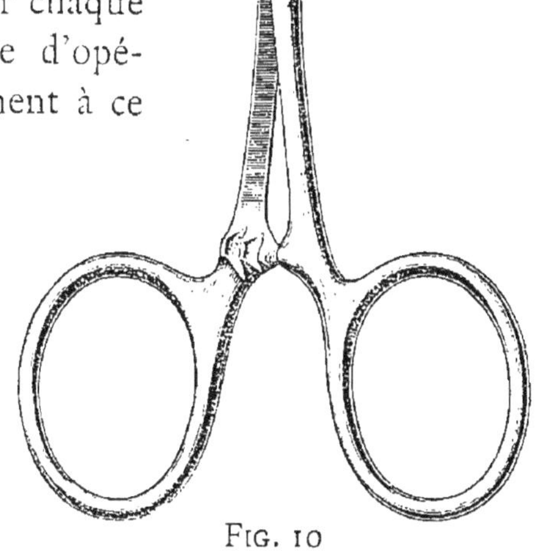

FIG. 10
Pince de Kocher
agrippant, avec pression continue et fixe.

personnes présentes, et en veillant à ce que les objets stérilisés ne soient pas touchés.

L'autre sera prête à faire passer tout ce qui sera demandé de la façon la plus aseptique ; et suivant avec attention les différentes phases de l'opération, elle devra aller en quelque sorte au devant des désirs de l'opérateur. Et dès lors, puisque toute opération bien réglée doit présenter des phases se succédant dans un ordre parfaitement déterminé, elle saura que si le sang coule il faut tenir prêts des fils à ligatures ; que s'il y a une cautérisation à faire (comme dans l'appendicite) le thermocautère doit être allumé ; qu'après une opération laborieuse et hémorragique, elle doit présenter des mèches et des tubes à draînage, etc.., etc...

Je l'avoue, Mesdames, je ne vois pas la nécessité d'insister outre mesure sur des points qui, en somme, sont partout suffisamment traités.

Combien d'autre part, il me paraît plus utile, pour nous habituer à un imprévu qui doit être, après tout, plus ou moins notre partage, de nous placer dans le cas d'un accident d'urgence, nécessitant l'improvisation rapide d'une salle d'opérations et la préparation de tout ce qui est nécessaire ; de telle manière, en somme, que lorsque le chirurgien arrivera (*muni lui-même de son matériel d'urgence*), il puisse trouver accomplie une grande partie de la besogne !

On ne s'imagine pas la longueur des préparatifs et le désarroi d'une opération improvisée, dans un milieu non éduqué à ce point de vue ; mais on ne se figure pas non plus à quel point cela peut être évité. Apprenons-le.

Voici donc un cas urgent. On attend le chirurgien. Qu'allons-nous disposer ?

A. Si nous avons le choix, nous prendrons la chambre la mieux éclairée, la mieux calfeutrée, la moins garnie, et nous allumerons un bon feu, de façon à élever la température entre 22 et 25 degrés.

B. S'il fait nuit, nous réquisitionnerons *toutes* les sources de lumière de la maison, car il faut un éclairage intense ; j'ose dire qu'il n'est jamais trop fort.

C. Pas de branle-bas ; pas de rideaux descendus ; pas de meubles roulés ; pas de balayages, et en somme : pas de soulèvement de tapis ou d'agitation de poussières plus ou moins anciennement accumulées. Faire tout simplement arroser le plancher ou promener sur lui un linge mouillé.

D. Cela fait, nous installerons une table d'opérations « de fortune », et deux autres petites tables ; et comme pour cela nous pourrons nous trouver dans la nécessité de faire de la place, nous enlèverons quelques meubles, mais nous n'en enlèverons que le strict nécessaire pour loger ces trois tables et pour circuler autour d'elles.

La première, qui est pour le malade, sera faite soit par un lit de fer muni d'un sommier et d'un matelas dur, soit par une vraie table, de cuisine par exemple, recouverte d'un matelas, soit par deux tréteaux munis de planches.

L'important, d'ailleurs, est que cette table ait en hauteur 0,80 centimètres; en longueur, 1^m80; en largeur, 0,55 centimètres; que sur le matelas on mette des journaux, un drap, une toile imperméable; et qu'aux pieds même, on place un seau de toilette.

Les deux autres tables, plus petites (guéridons, tables de nuit) porteront, l'une un récipient pour les compresses, et un récipient pour les fils (on la mettra du côté de l'aide); l'autre, un récipient pour les instruments (on la mettra du côté de l'opérateur).

E. Je viens de parler récipients. Quels sont-ils ? Vous connaissez, n'est-ce pas, ceux qui sont d'usage, et que doit posséder toute salle chirurgicale bien montée ; mais ce n'est pas le cas que nous envisageons actuellement; aussi vous ferez-vous montrer tous ceux de la maison et dès lors il serait vraiment singulier que vous ne trouviez pas votre affaire parmi les marmites étamées, les casseroles, les bassines, les cuvettes, les saladiers et les assiettes creuses qui vous seront présentées.

Vous savez, d'autre part, que les mouchoirs et les serviettes peuvent fournir des compresses et des « champs opératoires », que l'alcool ou l'eau-de-vie peuvent servir à la stérilisation par flambage, que le gros sel peut faire avec l'eau bouillie une solution très pratique ; et enfin que partout l'ébullition s'obtient très aisément.

Après l'opération. — Dès que le pansement du malade est fini, on doit envelopper le patient dans une couverture de laine et l'emporter *horizontalement* dans son lit.

La chambre sera, si possible, d'aération facile et bien ensoleillée, avec une température de 16 à 20 degrés, et munie du *seul* mobilier nécessaire.

Le lit n'aura point d'oreiller, de manière que la tête soit très abaissée ; nous savons déjà pour quels motifs ; et nous verrons plus tard les raisons définitives de cette position si nécessaire après anesthésie.

Dans le lit il y aura des boules d'eau chaude, mais enveloppées de flanelle afin de ne pas brûler des parties encore partiellement insensibles et par conséquent sans défense.

Une fois le malade réveillé, on lui recommandera de ne pas bouger; on le préviendra qu'il y a toujours un peu de douleur après l'opération; mais on lui fera, s'il souffre trop, une piqûre de morphine.

S'il a des nausées ou des vomissements, on tournera sa tête de côté, de façon à préserver les voies respiratoires de l'irruption subite des matières rejetées.

Par moment on inspectera le pansement afin de ne point laisser inaperçue une hémorrhagie qui serait d'ailleurs confirmée par les modifications du pouls ou de la couleur du visage; mais aussi afin de voir si le pansement n'est pas trop serré, s'il n'a pas glissé, s'il n'est pas défait. On évitera la lumière vive, le bruit, les conversations; et je trouve la preuve de la nécessité de ces précautions dans ce fait qu'aux jours de visites des hôpitaux, il y a toujours, le soir, une élévation de température chez les malades.

Nous savons ce qu'il faut faire au point de vue de l'alimentation; mais j'ajoute que pour ne point donner aux malades d'inutiles regrets, il vaut mieux ne leur présenter jamais que la quantité qui doit être exactement absorbée. Dès lors, le simple biberon, la burette de porcelaine, la pipette de verre, le chalumeau de paille sont tout à fait pratiques pour un malade qui ne saurait s'asseoir.

J'ai déjà dit l'influence nocive de la paresse intestinale et les précautions d'avant l'opération. Il y a aussi des précautions d'après. Elles consistent en le lavement du lendemain ou même en la purgation dans le cas où une selle ne s'est pas spontanément produite ; et comme après tout la vessie participe souvent, elle aussi, à cet état de paralysie qui suit les grandes interventions, la sonde alors sera souvent employée avec fruit, *mais très aseptiquement maniée.*

Faut-il dire, en terminant que tout doit être mis en ordre dans la salle, que le nettoyage des instruments ne doit pas attendre, et qu'il faut, après une opération, que tout soit immédiatement rangé, comme si une autre devait lui succéder ?

HUITIÈME CONFÉRENCE

DE LA SYNCOPE ET DE L'ASPHYXIE

Mesdames,

Je vais vous parler aujourd'hui de deux incidents, ou plutôt de deux accidents, qu'il est d'usage d'étudier ensemble parce qu'en somme, les troubles respiratoires y occupent (dans l'un comme dans l'autre), le premier plan ; et dont l'un (nous l'avons déjà vu), est à redouter dans l'anesthésie. — Il s'agit de la *syncope* et de l'*asphyxie*.

◆

La **syncope**, qui s'appelle encore défaillance, évanouissement, faiblesse, mal de cœur et lipothymie..... consiste en une perte de connaissance complète, avec diminution ou arrêt *(momentané)* de la respiration et du cœur.

Quand faut-il redouter la syncope ?

1° Dans le cours ou dans la convalescence des maladies aiguës graves (et le type de ces maladies à syncope possible, est, vous le savez peut-être, la fièvre typhoïde) ;

2° Dans les doses d'absorption trop grandes de certains agents médicamenteux, comme le chloroforme ou l'éther..... ou de certains produits toxiques, comme le tabac..... ;

3° Dans les maladies du cœur et dans certaines maladies nerveuses ;

4° Enfin, après les hémorrhagies abondantes, — TOUS CES ÉTATS AYANT POUR EFFET DE RALENTIR OU DE SUPPRIMER L'AFFLUX DU SANG AU CERVEAU, et, par suite, d'engendrer des réactions dont la description qui va suivre nous donnera les aperçus les plus connus.

J'ajoute encore que certaines personnes nerveuses et certaines natures très sensibles sont sujettes aux évanouissements ; et c'est un fait bien connu que les moindres émotions les provoquent chez quelques unes.

Chez les unes, en effet, c'est une chute ; chez toutes c'est un coup sur l'abdomen ; chez beaucoup, ce sont des troubles digestifs. — Et quant aux défaillances que déterminent les mauvaises odeurs, la vue du sang, ou cette sorte de chaleur étouffée qui se dégage des foules, elles ne se comptent pas.

La syncope est quasi-subite, ou bien elle est précédée de quelques avertissements.

Ces avertissements qui, pour le malade lui-même, sont des malaises indéfinissables, des vertiges, des maux de tête, des bourdonnements d'oreille, une respiration gênée ; et, pour l'entourage, des modifications du teint du visage et des battements irréguliers du pouls....., ces avertissements, dis-je, ne précèdent que de fort peu la syncope. Quelquefois pourtant, celle-ci ne se produit pas, elle n'aboutit pas, et ce n'était alors qu'une ébauche....., un simple avertissement à se méfier pour plus tard.

Annoncée ou non, la syncope se produit ! — A défaut de prodromes, le malade paraît perdre instantanément connaissance. S'il était debout, il fait une chute brusque et « impressionnante » ; il s'affaisse lamentablement s'il était assis. — On accourt, on s'approche de lui, on le voit pâlir de plus en plus, on voit ses lèvres se décolorer ; on voit la sueur envahir son visage après avoir « perlé » sur son front, sur ses lèvres et sur ses narines sous forme de gouttelettes froides ; il s'abandonne, et ses muscles deviennent inertes ; sa tête, ses membres n'ont pas la plus petite réaction ; le pouls, d'abord imperceptible, finit par n'être plus senti ; la pupille se dilate, la sensibilité s'affaiblit, la respiration s'abaisse ; et il est presque superflu d'ajouter que les idées s'obscurcissant peu à peu, le malade est de plus en plus étranger à ce qui se passe autour de lui ; qu'il parle d'abord cependant, mais qu'il sent bientôt que la vie va le quitter..... ; que ses yeux se voilent, que ses paroles sont affaiblies, ses phrases irrégulières, incohérentes, puis éteintes.

Il faut avouer que lorsque l'on dit que la syncope est l'image de la mort, on est bien près de la vérité.

Comment tout cela se termine-t-il ? — De deux façons : par la mort si le malade n'est pas secouru et s'il s'agit d'un cas grave ; mais aussi par le retour à la vie, même parfois en des cas désespérés, et à la condition qu'on intervienne à temps et énergiquement ; — et dès lors :

Après quelques secondes ;

Après quelques minutes ;

Après quelques heures même ;

Après plusieurs rechutes (à l'ensemble desquelles on donne le nom d'état syncopal), on voit le malade revenir à lui et se réveiller, et cela : ou bien assez vivement si la syncope a été légère, ou bien petit à petit, je veux dire par la reprise progressive des mouvements du pouls et de la respiration, par le retour des sens, par la réapparition de la motilité, et par la récupération de la parole.

Nous savons PRÉVOIR la syncope ; — nous savons aussi la RECONNAITRE ; — comment maintenant allons-nous la TRAITER ?

Tout d'abord, puisque nous savons la prévoir, nous nous efforcerons de l'empêcher d'éclore, — et cela par un traitement dit *préventif* ; — c'est-à-dire que nous éviterons tout ce qui la peut faire naître chez les personnes particulièrement impressionnables, chez celles qui sont atteintes des maladies que nous avons citées, et chez les sujets en état d'anesthésie. — Je n'insiste, en somme, pas davantage car, soit dans ce que j'ai déjà dit, soit dans ce qui va suivre, on trouvera les éléments très suffisants de toutes les précautions qu'il faut prendre.

Lorsque la syncope s'est produite, puisque nous en connaissons la cause primordiale qui est l'insuffisance du sang cérébral, nous devrons chercher à faire affluer ce sang là où il devrait franchement circuler, et pour ce faire nous coucherons le malade horizontalement à l'endroit même où il se trouve et sans perdre de temps.

S'il s'agit d'un cas inquiétant, on soulèvera même ses jambes de manière à augmenter encore l'afflux sanguin vers la tête, et même dans les cas pressants — et si la chose est pratiquement possible — on le suspendra tête en bas.

Une infirmière aérera largement la chambre ; — une autre délacera, décorsetera la malade. — Et, si les choses ne marchaient pas aussi vite qu'on l'attendait, on recourra aux procédés que je vais énumérer, tous bons, tous pratiques, tous de réalisation facile, puisqu'il s'agit :

a) D'appeler le malade par son nom et à haute voix ;

b) De lui faire respirer de l'ammoniaque, des sels anglais, de l'éther...

c) De lui châtouiller la plante des pieds ;

d) De promener à l'entrée des narines, soit une barbe de plume, soit un petit rouleau de papier, soit le jet d'eau d'une seringue ;

e) De pratiquer des lotions vinaigrées ;

f) De flageller la peau du visage avec une serviette mouillée ;

g) De chauffer fortement la région du cœur avec linges humides ou secs.

Voilà, certes, bien des moyens !

Il peut se faire pourtant qu'ils ne suffisent pas. Et puis, même sans parler de cette faillite, on peut parfaitement — connaissant la gravité du cas, vouloir immédiatement mettre en œuvre, les deux grands moyens qu'il me reste maintenant à décrire.

❖

Le premier se nomme : *respiration artificielle*; le deuxième : *tractions rythmées de la langue.*

J'éloigne toute érudition, — j'évite de décrire tel ou tel procédé, afin de ne point nous perdre dans les détails, et je dis que la respiration artificielle ayant pour but de remplacer les mouvements naturels et réguliers des parois de la poitrine, doit être pratiquée comme il suit :

1° Les bras saisis au-dessus du coude seront appliqués contre la poitrine, qu'ils comprimeront ;

2° Ensuite ils seront élevés, *et jusqu'aux côtés de la tête*, — produisant ainsi la dilatation du thorax après sa compression ;

3° Ils comprimeront à nouveau la poitrine, puis ils seront encore élevés,... et ainsi de suite une série de fois dans cet ordre. — Et ces mouvements qui — bien faits — doivent faire entendre l'entrée de l'air dans les poumons, seront pratiqués (pour imiter la respiration normale) de 15 à 18 fois par minute, régulièrement, et sans violence.

Si maintenant j'expose (après ce traitement, qu'il faut absolument connaître) le procédé des tractions rythmées de la langue, c'est non seulement parce que celui-ci est également recommandable, mais c'est encore parce qu'il est bon de mettre en pratique ou d'alterner les deux, si l'on a à lutter contre une syncope redoutable et prolongée.

On saisira donc la langue soit avec une pince spéciale qui en piquera transversalement l'extrême pointe, soit encore avec les doigts revêtus d'un linge pour éviter les glissements.

On la tirera à fond, jusqu'à résistance, mais sans brusquerie; on la lâchera ensuite, on fera un repos de quelques secondes — et ainsi de suite — cette manœuvre étant faite aussi souvent, aussi régulièrement, aussi profondément que la respiration artificielle.

Combien de temps doit-on s'évertuer à ces deux méthodes? — Je n'ose répondre qu'une chose, c'est qu'il faut longtemps persévérer — c'est qu'on a rappelé à la vie après plusieurs heures, des malades jadis abandonnés et présentant l'aspect même de la mort — malades syncopés, et, aussi comme nous l'allons voir, malades asphyxiés.

Je ne veux point dire par là qu'on doive se garder de croire que lorsque les manœuvres sont commencées on ignore le moment de leur cessation.— C'est, en effet, exceptionnellement qu'elles durent, et particulièrement chez les noyés.— Ce que je veux dire c'est qu'il ne faut pas penser que tout est fini parce que le malade a réellement l'air d'avoir cessé de vivre. — Par contre, lorsque les battements du cœur se maintiennent silencieux, que la pupille dilatée ne réagit point à la lumière, que la poitrine est immobile, que la température s'abaisse progressivement.... on peut affirmer que toute tentative doit être cessée.

Quand le malade commence de revenir à lui, — chose qui se voit vite par la teinte du visage, par une ébauche de mouvements respiratoires, et par une résistance très nette de la langue à se laisser tirer — on cesse les mouvements rythmés, et on stimule le réveil par des injections hypodermiques d'éther, de caféine, d'huile camphrée.... par des inhalations d'oxygène,... par l'administration d'un cordial : eau de mélisse, chartreuse, élixir de Garus...

Tels sont, Mesdames, les moyens aussi riches que variés de combattre l'accident parfois insignifiant, parfois redoutable que constitue la syncope.

Dans l'asphyxie, il y a encore mort apparente, — et c'est *par manque d'air respirable*. La respiration s'y trouve donc suspendue.

L'asphyxie est produite de deux manières :

A. *Ou bien parce que l'air n'entre plus ;*

B. *Ou bien parce que l'air qui entre est impropre à la respiration.*

Dans le premier cas, il s'agit de personnes étranglées, pendues, noyées, ayant fait pénétrer par inadvertance (jeux des enfants) ou par maladies (paralysies... troubles mentaux) des corps étrangers dans les voies respiratoires ; il s'agit d'ouvriers ensevelis sous des éboulements et dont la poitrine violemment comprimée ne se prête pas à la pénétration de l'air ; il s'agit de malades ayant de telles lésions des conduits aériens que le calibre de ces conduits est obstrué par le gonflement inflammatoire qui en résulte ; — et cela se voit dans certaines laryngites, bronchites, congestions pulmonaires, pneumonies, dans certaines maladies du cœur qui s'accompagnent de paresse circulatoire (dans le poumon comme ailleurs), de plénitude et de gonflement des vaisseaux sanguins, et par conséquent de compression des voies aériennes, dans les troubles circulatoires enfin qui succèdent à l'action d'une grande chaleur... ou d'un grand froid.

Dans le deuxième cas, il s'agit d'asphyxies par gaz délétères, par l'acide carbonique, comme on peut le constater dans la « grotte du chien » ; par l'oxyde de carbone comme il arrive avec les poêles à combustion lente qui ne sont pas surveillés constamment ; par le gaz de l'éclairage, comme cela a lieu dans les chambres à coucher munies d'appareils à gaz dont on peut oublier de vérifier les robinets .. — On n'en finirait d'ailleurs pas, si l'on voulait énumérer les accidents par asphyxie constatés dans les mines, les souterrains, les citernes, les cuves à vin, les fosses d'aisance, les égoûts...

Un malade asphyxié est dans la résolution complète, avec muscles *abandonnés*, et inertes, et relâchés, et flasques; — son visage est bouffi et bleuâtre; — ses extrémités sont froides et violacées; — tout son corps est plus ou moins violet, — à moins que la privation d'air n'ait été subite comme il arrive par exemple, sous un éboulement, auquel cas le corps est décoloré (ce qui est de mauvais augure). Les mouvements de sa respiration et de son cœur sont à peine perceptibles, et même nullement sentis.

QUE FAIRE ? — Avant tout, mettre l'asphyxié à même de pouvoir respirer en pratiquant l'aération... et en évitant de le laisser se refroidir. — Il faudra donc chauffer au feu de cheminée (car il aère) la chambre où il sera déposé.

Mais en même temps : l'étendre sur une table matelassée ou par terre — le déshabiller jusqu'à la ceinture — ouvrir la bouche et maintenir les mâchoires écartées (bouchon) — débarrasser la gorge des mucosités avec un pinceau improvisé : *tout cela rapidement enlevé.*

Alors commencera la lutte proprement dite contre l'asphyxie, qui se fera par la respiration artificielle et par les tractions rythmées comme éléments principaux, mais aussi par une série de moyens complémentaires que nous connaissons déjà en partie et qui sont :

1° Les frictions à l'eau-de-vie camphrée, ou vinaigrées ; les briques, les fers chauds.....

2° Le marteau de Mayor (nous allons y revenir) ;

3° L'alcali, le vinaigre, l'allumette soufrée sous le nez ;

4° La caféine, l'éther, les inhalations oxygénées.

Telles sont les grandes lignes. Maintenant, si la congestion de la tête est particulièrement marquée, il faudra maintenir celle-ci élevée, il faudra rafraichir par aspersion le visage, il faudra sinapiser les jambes, il faudra parfois sans hésiter pratiquer la saignée, il faudra même recourir aux lavements purgatifs.... aux sangsues derrière les oreilles.....

Si l'asphyxie est sous la dépendance du froid, c'est petit à petit, c'est très lentement qu'on doit réveiller la circulation ; c'est par des frictions froides, par des frictions à la neige qu'on commencera d'agir ; et ce n'est que plus tard qu'on exposera à la chaleur, car si l'on réchauffait avec trop de rapidité, non seulement on irait au devant d'une trop intense réaction inflammatoire, mais encore on risquerait, par la dilatation ainsi produite dans le calibre des vaisseaux, de mettre en mouvement un caillot sanguin déjà formé.

Si ce sont des gaz qui asphyxient, il ne faut à aucun prix *perdre son temps* à constater l'irrespirabilité de l'atmosphère. — On a bien autre chose à faire, n'est-ce pas, que d'apporter une bougie pour voir si elle s'éteint, ou des oiseaux en cage pour voir s'ils cessent de vivre !

On est excessivement pressé ; et, si c'est dans une fosse (cas le plus fréquent) que la mort apparente s'est déclarée, on n'aura rien de mieux que se faire rapidement descendre avec une corde, saisir le malade vivement et tout en retenant sa respiration, et se laisser hisser au dehors avec célérité. — Les soins complémentaires pourront alors être mis en œuvre.

❖

Mesdames, puisque dans les traitements de la syncope et de l'asphyxie il est certaines pratiques de première nécessité, et que je n'ai fait que nommer, je vous demande d'y revenir en terminant ; et même, malgré l'apparence un peu terre à terre de la question, d'y insister quelque peu, car nous aurons probablement à les appliquer fréquemment.

Un mot d'abord des frictions. — Les frictions consistent à exécuter des frottements rapides par mouvements de va et vient, — mouvements faits avec la main nue, ou avec une compresse de toile ou de flanelle, ou encore avec une brosse ou un gant de crin.

Si la friction est faite avec des substances liquides (particulièrement alcooliques) elle est dite *humide*. — Elle est dite *sèche*, dans le cas contraire.

Lorsqu'elle doit être intense et d'un effet immédiat (ce qui est, après tout, le cas, dans les conjonctures que nous venons d'envisager) on emploiera de préférence des corps rudes ; mais on aura soin tout de même de ne pas « frotter » à l'aveugle, car on pourrait, ce faisant, excorier la peau ou provoquer une sorte de brûlure.

Il est également entendu qu'on ne frictionnera pas sur une région déjà plus ou moins « irritée », ou encore sur une peau variqueuse.

J'ai aussi parlé de sinapismes. — Or il faut savoir :

a) Qu'on se sert généralement de papiers dits Rigollot — préparations toutes prêtes et portant le nom de leur inventeur, un pharmacien de Paris du commencement du XIXe siècle, je crois, et agissant par la farine de moutarde qu'elles contiennent ;

b) Que pour les appliquer il faut les passer dans l'eau froide ou tiède, après quoi on les pose tout simplement et immédiatement sur la peau en les fixant par une bande, un mouchoir, une cravate, ou une écharpe.....;

c) Qu'on les applique spécialement sur les membres — à la face interne de la cuisse, sur le mollet, à la face antérieure des bras et des avant-bras, au niveau des poignets, sur le tronc.....

d) Que si on les trempait dans l'eau bouillante ou chaude, on détruirait les propriétés de la moutarde — résultat d'ailleurs également produit par le vinaigre que certaines personnes se plaisent à répandre sur le sinapisme, *pour lui donner plus de force (!)* ;

e) Qu'il ne faut pas les laisser en place plus de 20 minutes, mais ordinairement de 8 à 10, car si parfois les sensations éprouvées par le malade sont suffisamment indicatrices de la durée d'application, il ne faut pas compter sur ces indications chez les personnes qui, de par leur état, sont plus ou moins sans connaissance, *et ne sentent pas*.

f) Que si leur action doit être prolongée, il faut les changer de place, ce qui s'appelle : *promener le sinapisme ;*

g) Que si le sinapisme une fois enlevé, il reste de la farine de moutarde sur la peau, on lavera à l'eau tiède ; et s'il persiste un peu de sensibilité, on saupoudrera de poudre d'amidon.... ou oindra de vaseline...

h) Que si l'on n'a pas de Rigollot sous la main,

on doit y suppléer en prenant 200-250 grammes de farine de moutarde fraichement moulue ; en y ajoutant peu à peu de l'eau froide ou tiède jusqu'à consistance molle ; en étendant la pâte ainsi obtenue entre deux mousselines, et en appliquant sur la peau.

i) Que chez les enfants et les personnes à peau fine, il est bon de mêler à la farine de moutarde, 1/4 ou 1/3 de farine de graine de lin, ou bien de saupoudrer de moutarde un vulgaire cataplasme.

J'ai parlé encore des inhalations d'oxygène — Dans la pratique on trouve le gaz oxygène en ballons de caoutchouc ou enfermé sous pression en cylindres métalliques munis les uns et les autres de tubes caoutchoutés terminés par un robinet et par un embout.

Cet embout est introduit dans la bouche..... ou dans l'une des narines si la bouche n'est pas accessible ; et, par des mouvements réguliers et alternatifs de fermeture et d'ouverture du robinet, on laisse aller le gaz au moment des inspirations — je veux dire *au moment où le malade aspire l'air*, et le supprime au moment des expirations, c'est-à-dire au moment, où il le rejette.

Quelquefois, ai-je dit, il faut saigner. — Je n'ai pas à décrire ici tous les détails de cette petite opération. — Je veux simplement dire ceci : c'est qu'il y a deux sortes de saignée, une saignée, dite générale, qui a pour but de soustraire rapidement une masse considérable de sang (de 150 à 600 grammes), en incisant une veine d'un certain volume et en particulier, une des veines du bras ; — et une saignée dite locale, portant seulement sur les petits vaisseaux de la peau et produite soit (et très fréquemment à l'heure actuelle) par la ventouse scarifiée, soit (et beaucoup plus rarement maintenant) par la sangsue.

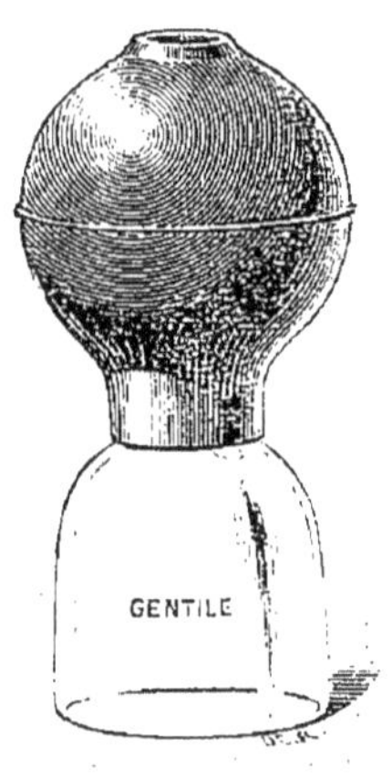

FIG. 11

Ventouse.

Dans ce modèle, la raréfaction de l'air est obtenue par pression — (avant l'application) — de la poire caoutchoutée qui surmonte la ventouse.

Vous connaissez les ventouses ; vous avez vu ici même ces cloches de verre qu'on applique sur la peau après en avoir raréfié l'air par la chaleur, et vous saisissez aisément que si la peau a été très légèrement incisée à l'endroit même de l'application, l'exhalation sanguine s'en trouvera accrue (fig. 11).

Quant aux sangsues, dont l'usage se restreint beaucoup maintenant, voici tout de même quelles doivent être, leurs qualités :

Une bonne sangsue pèse environ deux grammes ;

Elle ne doit pas laisser échapper de sang lorsqu'on la comprime ;

Elle ne doit pas être utilisée si elle a déjà *piqué* dans des affections septiques.

On applique les sangsues en retournant sur la peau *le verre* qui les contient si elles sont nombreuses ; et s'il n'y en a qu'une, ce n'est point dans un verre qu'on la devrait maintenir, mais dans un tube ou dans une carte roulée.

Il faut d'abord raser la peau ; il est même bon de la laver avec soin et de la frotter pour la rougir.

Lorsqu'on a tenu 2 ou 3 heures la sangsue hors de l'eau, et lorsqu'au moment voulu on humecte la région avec du lait ou de l'eau sucrée, l'animal est mieux excité à piquer. — La sangsue « gorgée » tombe d'elle-même, c'est-à-dire après 3/4 d'heure ou 1 heure. — Elle a, dès lors, sucé de 15 à 16 grammes de sang.

L'eau froide, l'eau chaude..... le sel la font se détacher, si elle ne le fait pas d'elle-même. — Enfin il n'y a nullement lieu de s'inquiéter si les piqûres se gonflent un peu les jours suivants, et si elles s'entourent d'une auréole bleue, car on a du faire en somme un pansement soigné, et par conséquent capable d'éloigner tout souci.

Qu'est-ce maintenant que le marteau de Mayor? — Appliquer ce « marteau », c'est utiliser un mode de révulsion par la chaleur, — mode de révulsion basé sur ce fait que, lorsqu'on plonge un corps métallique dans un liquide très chaud, ce corps s'échauffe lui-même, plus ou moins selon la température du liquide et la durée de l'immersion, et que suivant qu'il est plus ou moins échauffé, on peut s'en servir soit simplement pour rougir, soit pour arriver à l'effet du vésicatoire, soit même pour faire une véritable brûlure. — Le premier marteau venu peut servir à cet usage ; et il suffit de le plonger pendant une minute dans l'eau à 65° ou 70° et de l'appliquer ensuite sur la peau pendant une à deux secondes, pour obtenir de la rougeur. Or dans la région du creux de l'estomac, cette rougeur s'accompagne de stimulation réelle et de réveil du malade.

Il y a bien alors chez certains sujets un peu de douleur, — mais cette douleur est tout de même amoindrie si l'on interpose entre la masse métallique et la peau, un linge fin, ou une simple feuille de papier ; dans ce cas, on doit prolonger un peu plus le contact.

NEUVIÈME CONFÉRENCE

DES INJECTIONS HYPODERMIQUES

MESDAMES,

Les injections hypodermiques sont un mode d'administration des liquides médicamenteux sous la peau, et dans le but d'agir soit localement (ainsi que nous l'avons vu à propos de l'anesthésie), soit sur l'organisme tout entier —, grâce à la rapidité d'absorption qui est l'effet de cette méthode.

Avec quoi se font ces injections ? Elles se font à l'aide de petites seringues spéciales, toutes mignonnes, contenant un centimètre cube de liquide, et comprenant comme éléments essentiels :

a) Une partie principale, dite CORPS DE POMPE, qui n'est autre qu'un tube cylindrique ;

b) Une aiguille creuse, à pointe obliquement taillée et qui, grâce à ces deux dispositions, canalise le liquide au-dessous des parties traversées par la piqûre ;

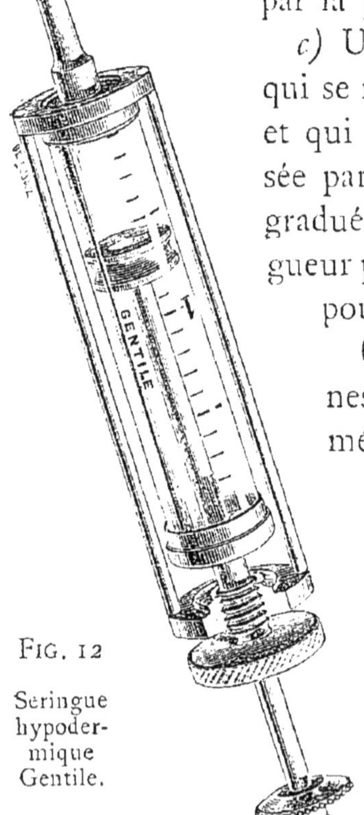

FIG. 12

Seringue hypodermique Gentile.

c) Un piston, cela va sans dire, qui se meut dans le corps de pompe et qui est activé par une tige poussée par le doigt ; tige très souvent graduée pour avancer d'une longueur précise, et munie d'un curseur pour limiter cette longueur.

Corps de pompe. – Certaines seringues sont entièrement métalliques, mais on ne voit pas très bien ce qui s'y passe, et c'est donc un réel inconvénient. Certaines autres sont entièrement en verre, et bien qu'elles aient contre elles leur fragilité d'une part et leur prix de revient d'autre part, elles doivent en somme être préférées à cause de leur transparence d'abord, mais aussi à cause de leur très simple stérilisation.

Enfin il en est (jadis très employées) dont le corps cylindrique seul est en verre, les deux extrémités de ce corps étant métalliques, l'une supérieure (celle que traverse la tige du piston), l'autre inférieure, munie d'une sorte d'embout, qui s'emboîte, avec frottement dans la base évasée de l'aiguille creuse (fig. 12).

Aiguilles. — Les aiguilles se composent de deux parties : une partie fine et allongée, aiguille proprement dite ; puis un talon ou base, s'adaptant à l'extrémité du corps de pompe.

Il en existe en or, en acier nickelé, en argent, en platine iridié... ces dernières très employées.

Une aiguille destinée à un contagieux, un malade virulent, doit lui rester (fig. 13).

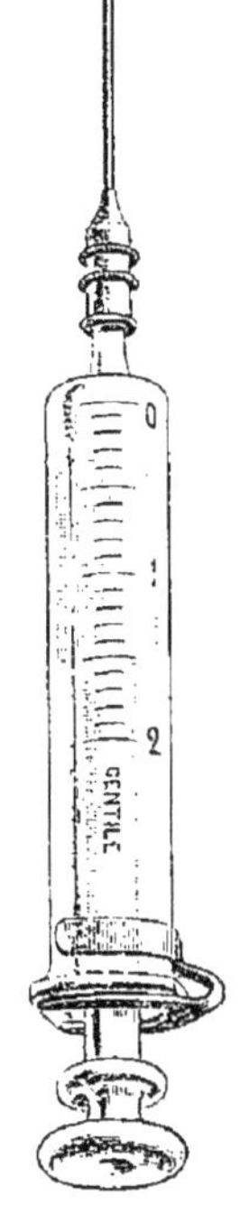

Fig. 13
Seringue hypodermique tout en verre.

Piston. — Le piston est en amiante, en caoutchouc vulcanisé, en durite, en métal, en ivoire, en couches alternatives de carton d'amiante et de toile fine, en mœlle de sureau... au bout d'une tige métallique, et lorsqu'il est en verre, comme dans presque toutes nos seringues, c'est *tout en verre* qu'il est constitué, la tige et le corps du piston ne formant qu'un seul bloc qui s'enfonce dans le cylindre creux du corps de pompe. — On conçoit n'est-ce pas, la facilité de nettoyage d'une telle disposition.

A quel moment fait-on l'injection ? Il est bien certain que l'estomac étant respecté dans la méthode hypodermique, il n'existe pas d'heure à fixer pour les injections, puisqu'on n'a pas à se préoccuper ici des troubles que l'ingestion médicamenteuse pourrait amener dans les fonctions digestives. D'autre part, remarquons le, dans bien des cas, les injections hypodermiques sont pratiquées d'urgence ; on est pressé, il faut aller vite ; on a bien autre chose à faire que discuter le moment d'agir !

Par qui doit être faite l'injection ? D'une manière générale c'est par le médecin. Il est cependant un certain nombre de solutions qu'une infirmière est appelée (et même fréquemment) à injecter. Elle doit donc parfaitement connaître le maniement de la seringue, les précautions qu'il faut prendre, les conséquences des injections, et l'entretien des diverses parties de l'instrument.

Dans quels points doit-on faire l'injection ? Dans les régions souples, dans les régions riches en tissus lâches ; dans ces points où la peau adhère peu aux couches profondes, et glisse aisément sur les masses charnues qu'elle recouvre au moyen d'un tissu élastique et extensible appelé tissu conjonctif.

C'est dire que l'on peut piquer dans les flancs, dans le dos, dans la région de l'aisselle, à la partie externe des cuisses.....

Il est mieux cependant (malgré les avantages « anatomiques » réels de la région), de ne pas injecter à la partie postérieure du tronc chez les malades qui séjournent au lit; car dans cette situation, il y a forcément, on le comprend, une pression plus ou moins douloureuse sur le point piqué ; et si, d'aventure, des complications inflammatoires viennent à se produire, les douleurs en sont très certainement accrues.

Comment fait-on l'injection ? Après s'être assuré de la pureté du liquide, précaution de peu d'importance actuellement, puisqu'on trouve, toutes prêtes, des ampoules de verre avec solutions stérilisées, on vérifie le bon fonctionnement du piston, et l'acuité bien effilée de l'aiguille (*qui doit donc parfaitement piquer*). Puis, pendant qu'un aide fait bouillir la seringue (dans le cas où celle-ci ne serait pas encore stérilisée) on procède (après lavage des mains bien entendu) au nettoyage de la région, et cela par des tampons de ouate hydrophile chargés d'abord d'eau savonneuse, puis d'éther, puis d'alcool, ou tout simplement maintenant : par badigeonnage iodé.

Cela fait, l'extrémité de l'ampoule est brisée par un trait de scie fine ; l'aiguille fixée à la seringue est plongée au sein de la solution, et le liquide est aspiré, LUI SEUL, *et non pas l'air en même temps que lui.*

Dans le cas où des bulles d'air auraient aussi pénétré (chose d'ailleurs assez fréquente), il faudrait en purger la seringue; et rien n'est plus simple, puisqu'il suffit de diriger la pointe en haut et de pousser ensuite légèrement le piston pour que cet air s'échappe en quelque sorte de lui-même.

Il n'y a donc plus qu'à faire l'injection. Pour cela :

La main gauche pince la peau entre le pouce et l'index et fait un pli ; l'aiguille est enfoncée à la base de ce pli, et parallèlement à la surface ; si elle est bien dans ce certain tissu conjonctif que j'ai signalé tout à l'heure, elle pourra légèrement s'y mouvoir sans être *bridée*, et d'autre part on aura senti pendant la piqûre, qu'après la résistance de la peau elle-même il y a une sorte de liberté.

Si, au contraire (chose qui arrive quelquefois) l'aiguille a cheminé dans l'épaisseur de la peau, la pénétration aura été tout le temps de l'enfoncement, difficile ; et de plus, on s'apercevra bien vite que la poussée du piston est dure, que le liquide avance lentement, qu'il y a un peu de douleur, et qu'au lieu de s'épancher comme nous allons voir qu'elle doit le faire, l'injection dissociant péniblement les éléments de la peau, lui donne un aspect soulevé et une pâleur spéciale sur tout le trajet de la piqûre.

Lorsqu'on redoute que l'aiguille n'ait pénétré dans un canal sanguin, on doit s'en assurer en retirant la seringue, l'aiguille restant maintenue dans la peau, car alors le sang apparaîtra à sa base. — C'est *lentement* qu'il faut pousser le piston, et c'est *brusquement* qu'il faut retirer l'aiguille. D'ordinaire alors le liquide injecté se diffuse très facilement.

Il arrive aussi cependant, avec des tissus peu lâches, ou surtout des injections copieuses, qu'avant de se dissiper, il s'accumule, qu'il refoule les mailles des tissus, et qu'il forme sous la peau une sorte de *bosse* qu'on a appelée *boule d'œdème*, qu'il est, d'ailleurs, assez facile de faire « fondre » par un léger massage.

Il est un autre mode d'injection sous la peau, qui consiste, non plus à enfoncer l'aiguille en la faisant horizontalement cheminer au-dessous de sa surface, mais au contraire à piquer perpendiculairement dans le sein même des masses charnues qu'elle recouvre ; et il est tout naturel de penser qu'alors les muscles de la fesse soient lieux d'élection.

Ces injections (*intra-musculaires*) se justifient par la richesse en vaisseaux et par suite par la multiplicité des bouches d'absorption ; mais précisément à cause des grandes chances de piqûre d'une veine, il est bon toujours ici d'introduire d'abord l'aiguille toute seule.

Quelles quantités de liquide peut-on injecter par cette voie ? — Je les diviserai, si vous le voulez bien, en petites, moyennes et grandes.

Les petites sont les injections courantes, les plus typiques, les plus connues, celles auxquelles vous avez pensé tout le temps au cours de cet exposé, et auxquelles surtout je pensais moi-même dans mes descriptions d'instruments, celles enfin que plusieurs d'entre vous, Mesdames, ont déjà pratiquées. Ce sont les injections de 1 centimètre cube de liquide.

Une foule de médicaments sont ainsi injectés, très connus, très classiques, et il me suffit, je pense, de citer la caféine, l'éther, le cacodylate de soude, la morphine, l'huile camphrée...

Les moyennes s'adressent aux sérums préventifs de certaines maladies,... sérum antidiphtérique, sérum antitétanique... pour ne citer que les plus connus du public ; — et dans ce cas il faut user de seringues — toujours du même genre, il est vrai, — mais de capacité plus grande ; et dont le type est constitué par la seringue dite de Roux, de 10 ou 20 centimètres cubes de contenance.

Les grandes injections ont pour but *le lavage du sang* ou son « remplacement ». — Par elles, des masses considérables de liquides peuvent être envoyées dans le torrent circulatoire ; elles diluent la masse sanguine, elle la diffusent ; et lorsqu'elles sont sagement répétées après les grandes pertes sanguines, elles amènent de véritables résurrections. — D'autre part, injectées chez un malade « infecté », elles favorisent l'élimination des poisons par la transsudation qu'elles amènent à la peau et par les augmentations urinaires ; et c'est pour cela que je parlais ci-dessus de *lavage du sang*.

Ici les quantités sont telles que la seringue n'est pas suffisante — ou plutôt : qu'elle n'est pas pratique. — Voici donc le dispositif employé généralement.

D'un côté — et toujours — : l'aiguille — (elle est, bien entendu, indispensable) ;

De l'autre: un récipient contenant la masse liquide.

Entre les deux : un tube de caoutchouc.

Le récipient est suspendu au-dessus du lit du malade et consiste généralement en une forte ampoule de verre effilée à ses deux extrémités qu'il suffit de dépointer pour que, par la simple pesanteur, le liquide arrive lentement jusqu'aux mailles des tissus (fig. 14).

Parfois c'est d'un flacon que l'on use, flacon dont le liquide est chassé jusque sous la peau, non plus, cette fois, par la seule puissance de son poids, mais bien par la pression d'une soufflerie du même ordre que celle bien connue des « thermocautères » ou des appareils pulvérisateurs.

Complications. — Les réactions individuelles sont

trop nombreuses et variées pour qu'il ne surgisse pas parfois des incidents; et d'autre part, il peut y avoir des fautes de technique, des manques de précautions dont nulle faiblesse humaine n'est exempte. Disons donc qu'il y a parfois des complications et passons celles-ci en revue.

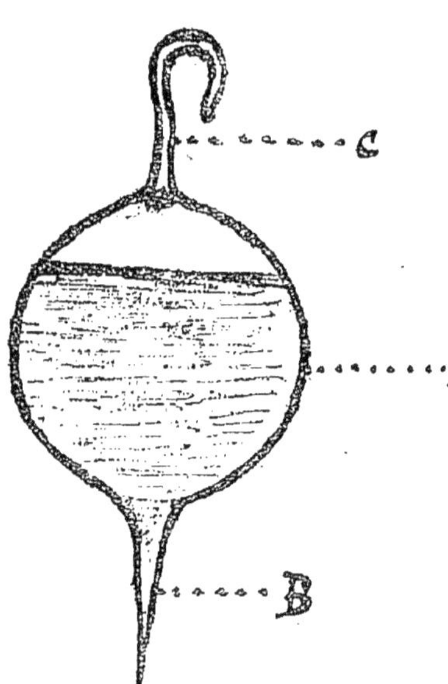

FIG. 14

Dispositif pour injection de sérum artificiel.

En A, le corps d'un ballon de verre contenant le sérum.
En B et C, les deux extrémités effilées du ballon; l'une C recourbée de manière à pouvoir être accrochée; l'autre B, recevant à frottement l'extrémité d'un tube de caoutchouc porteur d'une aiguille hypodermique.

1° Quelques-unes se produisent immédiatement; telles la douleur parfois très aiguë et relevant non seulement de la nature même du liquide injecté, mais encore de l'état de « susceptibilité » du sujet. Mais à part ces deux conditions, la douleur tient aussi au manque d'extensibilité des tissus qui reçoivent l'injection, et l'on comprend parfaitement que ceux dont l'extensibilité est pénible, réagissent facilement par une vive sensibilité.

D'autre part, l'aiguille peut atteindre un filet nerveux, et c'est là une nouvelle cause de souffrances.

2° J'ai parlé ci-dessus des précautions à prendre pour ne pas atteindre un vaisseau ; je n'y reviendrai donc pas. — Je dirai seulement que jamais dans les cas de pénétration vasculaire, la complication n'est bien grande, car l'hémorrhagie est ordinairement insignifiante.

3° Je n'insisterai pas non plus sur l'injection de bulles d'air parce qu'elle *doit* être évitée ; mais je dirai encore que l'aiguille peut se casser dans les chairs ; qu'il faut immédiatement la retirer avec une pince propre ; et que dans le cas où un minime fragment aurait disparu sous la peau, ce serait l'affaire du chirurgien de s'en occuper afin que soient évités les inconvénients des corps étrangers, moins graves cependant ici que lorsqu'il s'agit de corps septiques.

4° La grande complication des piqûres hypodermiques c'est l'abcès ; et si cette complication, qui devrait absolument disparaître, existe encore quelquefois, c'est que les précautions minutieuses de l'asepsie doivent porter, et sur la peau du malade parfois tout à fait malpropre, et sur la seringue et ses accessoires, et sur le liquide injecté. — Le terrain lui-même, la vitalité des tissus du malade interviennent aussi, ai-je besoin de le dire ? Et c'est dans les différences de ces réactions qu'il faut trouver la raison soit des abcès purement locaux, soit des suppurations avec retentissements généraux.

Que faut-il faire après l'injection ? — Il faut nettoyer la seringue et l'aiguille et veiller surtout à ce que le calibre si fin de cette dernière ne soit pas obstrué.

L'eau bouillante pour la seringue ; l'eau encore, ou le nettoyage à l'alcool, à l'éther, au chloroforme pour la canule sont suffisants. — Un fil d'argent très fin sera ensuite placé à demeure dans le canal de l'aiguille pour en maintenir la perméabilité. — Aiguille et seringue seront enfin maintenues (si elles doivent servir fréquemment) dans une solution antiseptique.

Passons aux avantages de l'hypodermie ! Ces avantages sont la constance et la rapidité de l'absorption ; la certitude de cette absorption ; la totalité de l'absorption ! — Ici plus de caprices ! plus de discussions plus ou moins pénibles pour dire au malade d'avaler ! plus de pertes plus ou moins considérables de liquide ! plus de bizarreries ou de révoltes de l'estomac ! — Et songez encore, Mesdames, que l'acte est vite accompli ! que les malades plus ou moins intolérants, les excités, les enfants, les délirants, ne présentent pas les luttes véritables nécessitées parfois par l'absorption par la bouche.

Avec la méthode hypodermique, on peut faire autre chose que l'*injection du tissu cellulaire* ; on peut injecter directement dans le calibre d'une veine ; on peut injecter même dans l'épaisseur des organes malades.

A. — Dans le premier cas (l'injection veineuse), on veut surtout aller très vite, et le cas type est celui dans lequel on désire laver ou remplacer vivement le sang. Les graves hémorrhagies, les grandes infections sont donc des indications de cette manière d'injection.

Pour la pratiquer, il faut :

Mettre à nu une veine après incision de la peau dans un endroit où le « vaisseau » soit facilement accessible (au pli du coude, par exemple); introduire l'aiguille dans le calibre de ce vaisseau, et dans la direction du courant sanguin ;

Laisser enfin s'écouler le liquide sans dépasser la quantité approximative de 100 grammes par minutes.

B. — Dans les cas d'injections au sein même des tissus de nos organes, les quantités de liquide sont beaucoup moins considérables ; elles ne dépassent même pas, généralement, quelques gouttes. — C'est qu'il s'agit alors de liquides caustiques ou de liquides fortement antiseptiques, et par conséquent de liquides dont la puissance active doit être strictement dosée.

Cette méthode, qui s'applique dans les cas de ganglions tuberculeux... de furoncles ou d'anthrax volumineux... consiste :

A prendre l'aiguille,

A la faire pénétrer dans le point le plus saillant de la masse en l'enfonçant suffisamment pour arriver au cœur même de la lésion,

A la retirer quelque peu pour laisser devant elle un léger trajet libre,

A adapter alors la seringue sur le talon de l'aiguille maintenue en place,

A pousser enfin le liquide qui pénètre ainsi dans la partie libre du trajet.

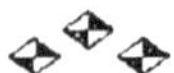

Je ne voudrais pas terminer ce qui concerne la méthode hypodermique sans dire qu'elle sert encore à deux choses : l'une que je ne fais que rappeler (car nous la connaissons), c'est à savoir l'anesthésie locale ; l'autre, très importante, et qui consiste à considérer

l'hypodermie comme un moyen de diagnostic ; et pour reconnaître, par exemple, si une tumeur qu'on a sous les yeux est solide ou liquide, et dans ce dernier cas, si son contenu est limpide, sanguinolent, ou purulent.

Evidemment ce moyen n'est pas le dernier mot du diagnostic. Un liquide trop consistant, un caillot, un peu de pus concrété... sont capables d'obturer la canule de la seringue qui dès lors ne peut aspirer et par suite, ne peut renseigner. — Il faut alors, si l'on doute, varier la situation de l'aiguille, chercher à désobstruer son calibre par des refoulements secs du piston, voir si elle est mobilisable quoique enfoncée... tout cela parfois sans succès ; mais qu'est-ce que cela prouve sinon qu'ici comme partout l'habitude et l'expérience sont choses de toute première importance ?

DIXIÈME CONFÉRENCE

BRULURES

Mesdames,

Définition. — La chaleur, trop intense ou trop prolongée — et certaines substances appelées : substances caustiques, sont capables de produire sur nos tissus, des lésions que l'on appelle : *brûlures*.

Causes. — Les causes de ces brûlures devront donc être recherchées par nous dans les deux catégories que je viens de dénommer.

Dans la première « brûlures par la chaleur », — ce seront :

1° Les liquides en ébullition, et dont l'action sera d'autant plus profonde que ces liquides bouillent à une température plus élevée ;

2° Les substances inflammables, telles que l'alcool, l'éther, la thérébentine, la benzine, le pétrole.....

3° La flamme du gaz d'éclairage..... la vapeur d'eau d'une chaudière, dont les lésions — par suite de leur facile pénétration — peuvent s'étendre jusqu'aux intérieurs des cavités du corps. Puis encore la chaleur d'un foyer incandescent, dont l'action peut s'exercer soit par le contact d'une flamme atteignant nos vêtements, ou la surface de notre corps, soit par le rayonnement calorique d'un métal porté à une haute température, comme il arrive dans les grandes usines.

Citons encore le coup de soleil, qui n'est qu'une radiation de la chaleur astrale.

Dans la catégorie « brûlures par caustiques », je placerai par ordre :

a) Les brûlures dues aux acides.— Elles sont bien connues, ne serait-ce que par les tentatives de vitriolisation trop souvent relatées par les quotidiens.... et par les méfaits de l'acide phénique.

b) Les brûlures par alcalis énergiques, et comme je ne veux, ici encore, que citer les plus connus de ces agents, je rappellerai la chaux vive...., ou le sel de Javelle.

c) Enfin, il est des substances dont on use en thérapeutique comme « irritants » ; et dont l'action se traduit par une véritable brûlure.— Ces substances, telle la moutarde, appartiennent au règne végétal ;

(nous connaissons bien l'action de cette dernière) ; elles appartiennent aussi au règne animal, et par exemple à la cantharide, insecte coléoptère contenant un principe dont l'application amène une véritable vésication.

Description. — Une description d'ensemble des brûlures ne saurait être complète, car il existe de ces lésions des variétés infinies comme étendue — comme profondeur — et comme importance des organes atteints.

Aussi, pour la clarté de la description, nous admettrons, si vous le voulez bien 3 degrés :

1º L'ébauche de brûlure,

2º La brûlure intéressant le revêtement de la peau,

3º La brûlure atteignant les couches profondes.

A. — La première variété est une simple rougeur congestive ; elle porte le nom de Rubéfaction, et s'accompagne d'une enflure plus ou moins accentuée. — La pression du doigt déprime cette enflure et fait cesser la rougeur, mais l'une et l'autre reparaissent immédiatement, dès qu'elle a cessé.

Et quant à la sensation éprouvée par le brûlé, c'est celle d'une cuisson avec démangeaisons.

D'ailleurs tout cela ne dure pas ! — Sensations et rougeurs disparaissent plus ou moins vite ; en quelques heures tout est « réglé », et les seules lésions (qui d'ailleurs ne laissent pas de traces) sont une chute de l'épiderme qui n'a pas plus de valeur que la chute bien connue des pellicules de la tête.

Ce sont là des choses en somme bien légères ; mais j'ai dit plus haut, que les variétés pouvaient se caractériser par leur étendue, et c'est pourquoi même dans ce premier degré, si cette étendue est considérable, il peut y avoir un certain degré de réaction générale, un peu de fièvre et de malaise, voire même une vraie chaleur douloureuse.....

B. — La deuxième variété porte le nom de vésication. — L' « irritation » y est plus marquée; la congestion est même allée jusqu'à la transsudation liquide ; et c'est pour ce motif que l'épiderme s'y soulève sous forme de bulles ou de « phlyctènes » dont le liquide est limpide, dont la couleur est plus ou moins ambrée, et dont les dimensions sont variables, comme le nombre en est irrégulier. — Qui ne connaît les vastes ampoules des vésicatoires — les grosses « cloches » qui après piqûre et issue de liquide citrin, se dessèchent petit à petit et s'en vont finalement par lambeaux en laissant à leur place un épiderme renouvelé ?

Lorsqu'il y a plusieurs bulles, on remarque qu'elles sont développées sur une peau rouge et gonflée, et par conséquent entachée aussi de brûlure au premier degré.

C. — La troisième variété de brûlures peut être appelée : brûlures avec mortification.

Pour qu'elle soit réalisée, il faut qu'il y ait *désorganisation* des tissus ; il faut que la gangrène se produise ; il faut que les destructions aient été assez profondes pour que la mort s'ensuive des parties atteintes.

Et ces parties sont : dans les cas légers, la peau et le tissu conjonctif qu'elle recouvre ; — mais ce peuvent être aussi — et plus profondément — la chair, je veux dire les muscles, voire même les os avec les parties molles qui les revêtent.

Il se produit donc des parties mortifiées ; — et vous vous souvenez, Mesdames, qu'on les appelle encore : des escarres. — Or, comme le corps tend toujours à se débarrasser (plus ou moins vite d'ailleurs) de toute partie privée de vitalité, comme s'il s'agissait d'un simple élément étranger, ces escarres finiront un beau jour par se détacher,... et à laisser après elles une surface bourgeonnante, terminée plus tard par une cicatrice qui sera plus ou moins vicieuse, suivant le plus ou moins d'irrégularité de la plaie.

Au point de vue des sensations éprouvées par le malade au cours de cette troisième variété, je dirai :

1° Que la douleur, très cuisante au moment où la brûlure se produit, cesse très rapidement — au bout de quelques heures ; - et cela peut s'expliquer par la destruction des extrémités nerveuses ;

2° Que, au moment où la partie mortifiée va se détacher sous la forme d'une « croûte » sèche et brune, il se fait tout autour d'elle une réaction rouge et douloureuse.

J'ai à peine besoin d'ajouter — après cette description des trois principales variétés de brûlures — qu'il n'existe pas entre elles, de limites absolument tranchées ; et que la troisième, la plus grave de toutes, doit être en somme, considérée comme la synthèse de toutes les autres ; car en somme, si elle présente des lésions intenses, elle présente aussi dans les intervalles de ces lésions la rougeur, le gonflement, les bulles de sérosité, les ulcérations....., toutes choses appartenant, nous le savons, à la première et à la deuxième variété.

Durée et gravité. — Il est fort difficile de préciser cette question ; car cela dépend de la profondeur, de l'étendue des lésions, et aussi beaucoup de l'opportunité comme de la rigueur des soins administrés.

Ce qu'il faut bien retenir, c'est que lorsqu'il n'y a pas de suppuration, la durée des lésions est singulièrement abrégée — et que sur un membre par exemple (cas le plus ordinaire) les brûlures du premier degré guérissent en moyenne, en 5-6 jours, celles du deuxième degré, en 12-15 jours ; celles du troisième degré !...???...

Quant à leur gravité, elle tient à deux causes : à leur étendue en surface et à leurs complications. — En dehors de ces deux conditions, elles peuvent n'être point graves — témoins les brûlures médicales, faites de propos délibéré, et pouvant fort bien appartenir à l'une quelconque des trois variétés que nous connaissons.

La rougeur et le gonflement, nous les avons, en effet, par le sinapisme ; — la rougeur, le gonflement et l'apparition de grosses bulles de sérosité, nous les produisons grâce au vésicatoire ? Et quant à la mortification des tissus, nous l'obtenons, n'est-il pas vrai, soit avec les caustiques, soit avec le fer rouge.

Donc, je le répète, c'est l'étendue et ce sont les complications qui aggravent une brûlure.

L'étendue est d'une importance toute primordiale. Pourquoi cela ? Parce que la brûlure supprime les fonctions capitales de la peau. — Certes, je ne nie pas le rôle très nocif des désorganisations profondes, et c'est pour cela que toute brûlure du troisième degré est plus grave que celle du deuxième — elle-même plus sérieuse que celle du premier. — Certes je ne pourrais nier que certaines régions atteintes sont particulièrement dangereuses par suite de l'organe intéressé. Mais encore une fois, la notion d'étendue est ici de tout premier ordre, l'expérience le prouve, et d'autre part, la physiologie nous explique que lorsque la peau ne fonctionne plus sur une grande surface, il en doit résulter des phénomènes graves que nous démontrent bien, d'ailleurs, les accidents observés chez les animaux qui après avoir été tondus sont entièrement recouverts d'un enduit vernissé — accidents le plus souvent mortels.

Il y a de si importantes fonctions inhérentes à la peau et à ses glandes ! : élimination par la sueur.... régulation de la température du corps par les oscillations de la transpiration.... balance entre la sueur et les autres excrétions...

❖

Passons maintenant aux complications !

A. — La première de toutes est la suppuration — due à l'infection de la brûlure, et s'expliquant soit parce que la région atteinte était à ce moment fort loin d'être aseptique, soit parce qu'au moment du premier pansement, on n'a pas été assez méticuleux, soit encore parce qu'on a souillé le blessé en le déshabillant et en violentant plus ou moins sa plaie. — Suppuration quelquefois intense, et s'accompagnant de fièvre, de malaises, de soif vive, de frissons, de délire, de diarrhées, et d'épuisement........

B. La brûlure étant elle-même une plaie, se trouve par suite, exposée à bien des complications des plaies : au tétanos, à l'érysipèle, au phlegmon diffus, aux hémorragies, aux lymphangites.... ; il n'est pas nécessaire d'insister.

C. Certaines brûlures s'accompagnent de lésions internes produites par la facile pénétration des flammes dans les cavités naturelles du corps, dans le nez, dans la bouche, jusqu'aux bronches. .; ou par l'ingestion de liquides caustiques comme il arrive chez les aliénés, chez les alcooliques, chez les enfants ; et il est aisé de prévoir les graves désordres qui en peuvent résulter.

De plus, on peut considérer comme excessivement fréquentes les congestions des poumons, de l'appareil digestif, et du système nerveux au cours des graves brûlures. — Dans les cas de brûlures très étendues, on peut expliquer ces congestions par le refoulement sanguin qu'amènent à l'intérieur les lésions et les destructions des vaisseaux superficiels. Dans les brûlures de faible surface au contraire, l'explication est malaisée, et peut-être faut-il invoquer ici une *action réflexe* ; Je veux dire une action comparable à la salivation produite par le dépôt sur la langue de substances sapides, ou encore à l'arrêt du cœur dans certaines brusques inhalations ..

D. Il y a enfin des complications éloignées ; et je veux parler ici des cicatrices vicieuses qui résultent des rétractions de la peau — cicatrices qui non seulement enlaidissent, mais encore peuvent dévier certains de nos orifices et en entraver le fonctionnement (œil, nez, bouche... cou).

Traitement. Brûlures par la chaleur.— I. Quand la brûlure est du premier degré, les compresses d'eau froide, et les irrigations fréquentes sont suffisantes.

II. Quand la brûlure est du deuxième degré, *il y a une première chose à faire :* c'est d'arrêter son action.

Or, si c'est d'un liquide bouillant qu'il s'agit, on jettera de l'eau froide sur la plaie ou bien on la plongera dans l'eau froide ; et si les vêtements sont en feu, on *étouffera* les flammes en étendant le malade par terre, en le roulant étroitement dans une couverture, un tapis, un drap, ou un tablier... ; en évitant d'ouvrir les fenêtres, en se gardant de le faire courir... et d'activer ainsi les flammes ; — et j'en profite pour dire que si on avait à affronter les flammes d'un incendie, on devrait s'envelopper dans une couverture, traverser le feu, et se désenvelopper immédiatement après le passage dangereux.

La brûlure étant effectuée, il faut débarrasser le malade de ses vêtements. Ce n'est pas chose facile ; d'infinies précautions sont nécessaires non seulement à cause des douleurs, mais encore parce qu'on ne doit pas déchirer l'épiderme soulevé ; et voilà pourquoi il faut bien souvent, de toute nécessité, découdre et même couper les habits.

Cela fait, et la plaie étant bien exposée, on irriguera doucement, longuement la surface atteinte et ses environs immédiats.

Puis, avec une aiguille fine, propre et flambée, on percera les bulles de sérosité, et de cette manière le liquide pourra s'écouler sans ablation de la fine pellicule épidermique protectrice.

Il s'agira dès lors de faire le pansement qui a pour but : 1° de calmer les douleurs quelquefois très vives ; 2° de mettre la surface à l'abri des influences extérieures ; 3° de prévenir l'infection.

Déjà la longue irrigation avait rempli la première indication. Les applications d'eau froide, répétées, peuvent avoir le même effet.

Une bonne couche de ouate modérément serrée mettra parfaitement à l'abri du contact de l'air ; et c'est dans ce même but que la plupart des « remèdes » plus ou moins popularisés sont à base de substances grasses, onctueuses et par conséquent occlusives (huile, cérat, cold-cream, vaseline, lanoline) toutes substances auxquelles il est facile d'incorporer des éléments antiseptiques.

L'acide picrique en solution aqueuse, dans la proportion de 10 pour 1.000, jouit d'une certaine faveur, mais il a l'inconvénient de sa couleur jaune, très tenace.

Très remarquable encore est l'action de la teinture d'iode, mais en raison de ses altérations faciles, il la faut toujours avoir fraîchement préparée.

III. Quand la brûlure est du troisième degré, la parole (après grands lavages et pansements antiseptiques) est au chirurgien ; car il va falloir surveiller la réaction violente qui se fait au moment de la formation des parties mortifiées, et prévenir les déviations qui sont dues aux tiraillements des cicatrices vicieuses... (*déviations de la bouche et des paupières. flexions et difficultés de redressement des membres... adhérences des doigts entre eux..., etc...*)

Mais si notre rôle s'efface ici devant celui du chirurgien, il est tout de même loin d'être annihilé, car nous avons à combattre l'état de stupeur des grands brûlés, nous avons à donner des boissons chaudes et stimulantes, nous avons à calmer les énervements et les douleurs par les narcotiques (chloral, bromures ..) nous avons à alimenter par une nourriture facile et légère (lait... œufs...), nous avons enfin à apaiser la soif intense par des liquides anodins.

Brûlures par les caustiques. — Nous savons que ces brûlures peuvent être produites ou par des acides ou par des alcalis.

Si ce sont des acides qui les ont produites, on en enlèvera l'excès par essuyage avec un linge ou un papier buvard, et non pas en versant de l'eau qui aurait l'inconvénient d'étendre — en le diluant il est vrai — mais enfin d'étendre le liquide corrosif. On lavera ensuite, à la solution forte de bicarbonate de soude, parce que le bicarbonate de soude est un corps dit alcalin, *et que les alcalins neutralisent les acides.*

Que si l'on n'avait pas de bicarbonate de soude sous la main, on pourrait recourir à la vulgaire magnésie ; — si l'on n'avait pas de magnésie, on pourrait user de poudre de craie en suspension dans l'eau ; — si l'on n'avait pas de craie, on se servirait de cendres (qui sont riches en alcalins) ; — et finalement, à défaut de cendres, on emploierait de l'eau savonneuse.

Vous voyez, Mesdames, que nous ne sommes pas dépourvus ! J'ajoute que l'alcalin doit être laissé quelques minutes en contact avec la lésion ; qu'il doit être ensuite enlevé à grande eau ; qu'il doit être enfin suivi des pansements que nous connaissons.

Dans les cas de brûlures par alcalis, nous essuyerons d'abord, comme pour les acides ; nous neutraliserons le corrosif, mais cette fois par un acide. — Cet acide sera l'acide acétique (qu'il est très facile de se procurer), ou plus simplement le vinaigre (que tout le monde a toujours sous la main), ou encore le jus de citron que possèdent toutes les cuisines.

Nous laverons à grande eau.

Nous ferons enfin le pansement protectif.

Appendice. — Les froidures — qui résultent de l'action d'une très basse température sur nos tissus, méritent d'être rapidement envisagées après l'étude des brûlures, à cause de leur action similaire.

Je signale comme causes déterminantes les très grands froids, rares dans nos pays, sauf aux hautes altitudes connues des ascensionnistes (et maintenant des aviateurs) ; le contact prolongé avec la neige... ; et (dans un autre ordre d'idées) certaines actions médicamenteuses, de nous connues : éther, chlorure d'éthyle et de méthyle...

Comme causes prédisposantes : l'enfance et la vieillesse, particulièrement sensibles l'une et l'autre, de même que les tempéraments non sanguins.

L'action locale de la froidure se produit surtout aux parties périphériques, parce qu'elles sont découvertes, parce qu'elles s'exposent en quelque sorte d'elles-mêmes, et parce que la circulation y est plus active.

Ce sont surtout les pieds, les mains, le nez, les oreilles qui sont gelés.

Il y a d'abord contraction des petits canaux sanguins, passage insuffisant du sang, circulation finalement suspendue, et enfin .. mortification si cela continue trop longtemps. Mais remarquons-le bien, les effets destructeurs ne sont pas rapides ici comme ils le sont dans les brûlures.

Il y a plusieurs degrés dans les froidures ; le premier c'est l'engelure simple (et je n'y insisterai pas) ; le deuxième c'est l'engelure ulcérée (et ici les tissus ont eu le temps de souffrir de l'anémie prolongée produite par le resserrement des vaisseaux ; d'où un commencement de mortification) ; le troisième, c'est la véritable gangrène

Les sensations locales éprouvées sont, progressivement, les démangeaisons, puis la douleur sourde et profonde, et *tendue*, puis l'engourdissement, puis enfin l'anesthésie.

Les phénomènes généraux, dont je parlerai (quoiqu'en peu de mots), parce que dans les très grands froids ils accompagnent les actions locales, consistent en de l'engourdissement général, puis de la lassitude, puis encore de la torpeur... tous symptômes qui sont précédés d'un certain degré d'excitation et de frissonnements, et qui sont suivis d'obnubilation et de tremblements...

Il ne faut pas qu'une froidure soit brusquement exposée à la chaleur. Il ne faut pas que le réchauffement soit rapide ; car s'il l'était, il en résulterait des réactions très préjudiciables au malade, — voire même mortelles dans les grands refroidissements.

Il ne faut donc pas *chauffer tout d'abord* ; il faut, si j'ose m'exprimer ainsi, « dérefroidir » progressivement.

On fera donc des frictions d'abord sèches et légères ; et, si la gelure est profonde, des frottements à la neige ou à l'eau froide, suivis, avec le réveil progressif de la vie, de frictions excitantes, et d'enveloppements de flanelle.

Lorsque les menaces de gangrène seront écartées, on aura recours aux pansements antiseptiques pour traiter les lésions ulcératives.

ONZIÈME CONFÉRENCE

ENTORSE. — LUXATION

Mesdames,

L'entorse et la luxation doivent être connues de nous, parce que nous, nous pouvons faire beaucoup pour le traitement de ces deux affections dont la fréquence est si grande, et dont l'une des deux nous a déjà donné des exemples.

Mais avant d'entreprendre cette étude, il me paraît indispensable de faire un peu, très peu d'anatomie, et de vous dire (puisqu'il s'agit ici de maladies des jointures), quelles sont les parties constituantes d'une jointure.

◆

On doit donc entendre par jointures, les articulations des os les uns avec les autres, ou si l'on préfère : les charnières grâces auxquelles se meuvent les unes sur les autres, les différentes parties rigides de notre corps. — Ces différentes parties sont, en effet, en rapport, et maintenues par des liens plus ou moins souples, et qui sont fixés et disposés de telle manière, qu'une certaine amplitude de mouvements leur est possible, amplitude variable d'ailleurs suivant les articulations.

Ces liens portent le nom de *ligaments* ou *moyens d union.*

D'autre part, pour la douceur et l'aisance de ces mouvements, il est nécessaire qu'un liquide onctueux se trouve dans la jointure elle-même. Ce liquide y existe. Il se nomme : la *synovie.*

Il y a donc trois parties vraiment importantes dans une jointure :

les os,
les ligaments,
la synovie.

Deux mots sur chacune de ces parties !

C'est par leurs extrémités que les os sont unis, cela va sans dire ; et comme ces extrémités se correspondent et s'adaptent par emboitement, il en résulte que l'une doit être plus ou moins convexe, l'autre plus ou moins concave, et que leurs surfaces doivent être lisses et unies, d'où plus grande facilité dans le glissement.— J'ajoute que c'est à une substance particulière revêtant le sommet de l'os et appelée substance cartilagineuse, qu'est dû cet état lisse, uni, poli, et glissant.

Les moyens d'union sont de nature fibreuse et par conséquent résistante ; mais en même temps ils sont doués d'une certaine élasticité ; et cela nous explique, n'est ce pas, l'étendue de certains mouvements d'acrobates.

C'est AUTOUR de l'extrémité, ET NON PAS SUR SON SOMMET, qu'ils se fixent sous forme de bandelettes plus ou moins élargies. Ils délimitent donc ainsi une cavité, dite cavité articulaire, qui se trouve dès lors bornée par les extrémités osseuses et par eux (fig. 15).

Ces liens, que nous voyons réunir les os, non pas, je le répète, par leur extrême sommet, mais par les côtés de ce sommet ; ces liens, dis-je, sont plus ou moins longs.

Lorsqu'ils sont très allongés, on comprend que l'articulation puisse exécuter de grands mouvements, comme cela a lieu dans l'articulation de l'épaule.

Lorsqu'au contraire ils sont courts, serrés, solides et trapus, les mouvements des os qu'ils unissent, sont, par suite, fort limités, comme il arrive pour les osselets du pied ou de la main.

J'ai enfin parlé de la synovie. — Sachez, Mesdames, que cette substance onctueuse, claire, limpide et filante, est sécrétée par une membrane dite membrane synoviale, tapissant l'intérieur de l'articulation à peu près comme une tapisserie recouvre la surface

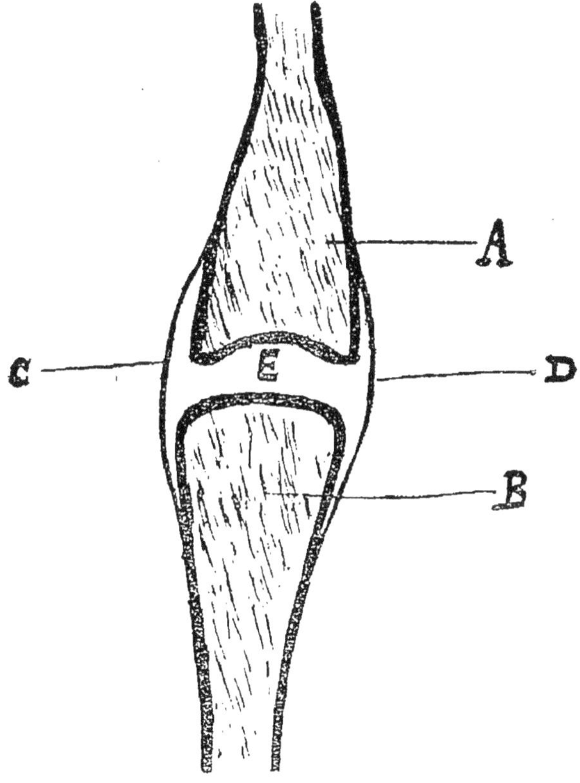

Fig. 15

A. B. Extrémités articulaires. — C. D. Ligaments.
E. Cavité centrale de la jointure.

intérieure d'une chambre, ou comme la membrane muqueuse revêt l'intérieur de la cavité de la bouche.

Si je fais remarquer maintenant que les muscles destinés à faire mouvoir les différentes parties de notre corps sont insérés, cela va de soi, d'un côté sur un os, et de l'autre sur l'os voisin, j'aurai démontré par là même qu'ils remplissent eux aussi, le rôle très efficace, de moyen d'union et de soutien ; et qu'ils sont, en somme, de véritables ligaments, *mais des ligaments actifs..., des ligaments ne se contentant pas de maintenir les os, des ligaments enfin causes de mouvements.*

Entorse. — *Définition.* — Quand les mouvements dont une articulation est capable, sont portés au delà de leurs justes limites d'une façon brutale, il se produit, dans cette articulation, un ensemble de troubles qui constituent l'entorse.

Remarquons le bien, il n'y a pas ici de déplacement complet ; il y a seulement un léger et surtout un *momentané* déplacement.

On désigne vulgairement l'entorse sous le nom de foulure, ou de jointure forcée.

Les causes sont réelles et prédisposantes. — Dans les réelles il faut mettre les coups, les violences extérieures, les chutes, et même les contractions musculaires énergiques, qui décidément sont d'une grande puissance, puisque nous nous en souvenons elles sont également capables de produire à elles seules, des fractures.

Dans les prédisposantes, nous notons que l'homme, et surtout l'homme adulte, est particulièrement exposé, — que les articulations les plus mobiles (celles qui travaillent le plus) sont aussi celles qui la subissent le plus, — que les entorses antérieures y prédisposent par suite des tiraillements précédemment subis, et de la laxité ligamenteuse consécutive ; et que, d'autre part, toutes les « anomalies » articulaires, toutes les faiblesses musculaires les favorisent, tels les pied-bots, tels les « genoux en dedans »..... telles les atrophies des membres.....

Les lésions de l'entorse varient naturellement avec le degré de violence qui l'a produite.

Ces lésions qui atteignent surtout le cou-de-pied, le genou, le poignet, le coude, et qui se produisent (comme pour les fractures) soit directement dans l'articulation frappée, soit dans une articulation éloignée (entorse du genou dans les cas de pieds bloqués entre deux rails par exemple), ces lésions, dis-je, s'échelonnent entre le simple tiraillement et les plus grandes déchirures. Les unes intéressent l'articulation elle-même, je veux dire dans ses éléments essentiels ; les autres atteignent les parties qui entourent celle-ci.

A propos des lésions articulaires propres, je dirai :

Que les ligaments sont tiraillés et plus ou moins allongés ; qu'ils sont déchirés plus ou moins complètement ; qu'ils sont même arrachés à leur point d'insertion sur l'os ; qu'ils entraînent parfois aussi un fragment de la surface osseuse ; et que la synoviale elle-même est froissée, contusionnée, déchirée, avec épanchement de sang dans la cavité qu'elle délimite.

A propos des lésions périarticulaires, je dirai : Que les muscles et les tendons sont lésés comme les ligaments — à un moindre degré cependant, étant donnée leur plus grande élasticité ; — que des contusions et des plaies se voient SUR la peau et SOUS la peau de la région ; — qu'il y a des déchirures des canaux sanguins et des nerfs, n'atteignant d'ailleurs généralement pas les gros vaisseaux, mais tout de même capables d'engendrer des hématômes et de vives, de très vives douleurs.

Symptômes. — La douleur, le gonflement et l'ecchymose caractérisent l'entorse.

La douleur est très aiguë tout d'abord, et sourde

plus tard ; elle est toujours très vive par les mouvements et par la palpation. — Dans les premiers temps il est difficile de la préciser, le malade souffrant de la région toute entière, et l'on ne saurait dire exactement où sont les déchirures, où les arrachements, où les points fracturés. C'est à elle aussi bien qu'aux destructions plus ou moins profondes, qu'il faut attribuer l'IMPOTENCE, je veux dire la difficulté ou l'impossibilité d'exécuter des mouvements.

Le gonflement se caractérise par sa rapidité, et il est dû aux effusions liquides immédiatement réalisées ; mais il relève aussi plus tard, des épanchements de synovie engendrés par les conséquences de l'irritation. — Ce gonflement modifie la région malade. Il lui donne un aspect uni et tendu, et luisant ; il efface les reliefs ; il égalise les méplats, et il est parfois si accentué que le véritable diagnostic n'est pas possible.

L'ecchymose, vous le savez Mesdames, est due au cheminement du sang dans le tissu conjonctif ; elle n'apparaît pas tout de suite et ce n'est que 48 heures ou trois jours après, que le « bleu » se montre, c'est-à-dire lorsque le sang, plus ou moins profondément épanché, s'est lentement infiltré, s'est diffusé, et est finalement arrivé sous la surface de la peau.

Je le répète encore, il est bien entendu que ces divers symptômes se présentent avec des allures très variables dans chaque cas, — que l'intensité des lésions n'est jamais identique, — qu'il est des cas bénins, très bénins, guérissant très vite; d'autres au contraire dans lesquels la douleur et surtout le gonflement sont tels qu'il est totalement impossible tout d'abord, de se rendre compte du degré des altérations articulaires; et qu'il y a même parfois une difficulté réelle à savoir s'il s'agit d'une entorse, d'une luxation, ou même d'une fracture.

◈

Complications. — Nous devons appeler complications de l'entorse, les troubles dont elle est la cause, troubles qui aggravent ses conséquences, mais qui n'en sont pas l'aboutissant fatal.

1° La première de ces complications — très fréquente — c'est la faiblesse de l'articulation. Il est évident que ce n'est pas en vain qu'une articulation a été distendue, tiraillée, élongée, et que les limites de l'élasticité de ses liens ont été dépassées. Il en résulte, en effet, de la laxité, un manque de solidité, un flottement plus ou moins marqué, et comme je l'ai dit au début, une facilité de reproduction de la foulure.

2° Une autre complication réside en la raideur articulaire qui résulte de ce fait que des liens fibreux, des liens *cicatriciels* ont succédé aux déchirures que nous connaissons, et limitent plus ou moins, soit par leur résistance, soit par leur étendue, soit encore par leur multiplicité, l'amplitude des mouvements de la jointure.

3° D'autre part, il faut que nous sachions que l'atrophie des muscles, c'est-à-dire leur diminution de volume, leur amaigrissement, et par suite leur faiblesse, sont de règle, après toutes les entorses, et que parfois même ces atrophies sont tellement prononcées qu'il en résulte des paralysies véritables.

4° Enfin une jointure qui a subi l'entorse, est au point de vue *vitalité*, en état d'infériorité, comparée à une jointure saine; et comme dans le corps ce sont surtout les points faibles qui sont attaqués par les maladies, il n'est rien d'étonnant à ce que chez les sujets suspects (de tuberculose, par exemple *et surtout*) il se développe à échéance plus ou moins éloignée, et dans cette même jointure affaiblie, une manifestation tuberculeuse : autrement dit une tumeur blanche.

Une expérience célèbre due à Max Schüller prouve le fait jusqu'à l'évidence ; et je vous la rapporterai en très raccourci en vous disant que si sur un animal absolument sain on contusionne violemment une articulation, il en résultera seulement une arthrite simple, tandis que si avant de faire la contusion, on a inoculé la tuberculose à cet animal, le germe tuberculeux, « mordra » volontiers sur le point débilité par les coups, et c'est donc une arthrite tuberculeuse qui en résultera.

Traitement. — Il faut si l'on veut bien traiter une entorse :

1° Calmer le malade,

2° Lui donner du repos,

3° Immobiliser sa jointure.

Le meilleur des calmants sera l'irrigation froide ou le bain local froid prolongé.

Le repos est au début d'autant plus facile à observer que le malade souffre. — Plus tard, c'est un autre motif qui le doit faire observer, c'est l'insuffisance ou le manque de solidité des réparations.

L'immobilisation ne saurait être mieux réalisée que par l'appareil plâtré ; cette mesure absolue sera cependant souvent inutile et une bonne compression ouatée suffira ; — Je veux dire une compression avec une forte couche de ouate ordinaire qui grâce à son épaisseur et à sa striction modérée, non seulement maintiendra toutes choses, mais encore aidera à la résolution des liquides épanchés et à la réparation des déchirures.

Sous l'influence de tels traitements on voit s'atténuer graduellement la douleur, on voit le gonflement diminuer et s'effacer peu à peu, on voit se diffuser et se décolorer progressivement l'ecchymose, — mais il n'en va pas toujours ainsi — par exemple, s'il s'agit d'entorses graves ; — non pas que les moyens exposés ci-dessus, soient sans résultats, mais parce qu'ils sont insuffisants contre les réactions violentes articulaires qui se produisent dans ces cas, contre la douleur de l'arthrite, contre l'épanchement synovial, contre la rougeur de l'infection. — Nous verrons ultérieurement ce qu'il faut faire alors.

Luxation. — La luxation est caractérisée par ce fait, que les extrémités osseuses concourant à former la jointure ne se correspondent plus, ne sont plus en regard, et ne sont plus à leur place : parce que ayant été séparées, *elles sont restées séparées.*

Je répèterai un peu, pour les causes, ce que j'ai dit à propos de l'entorse ! Je redirai que les faiblesses des ligaments, les débilités musculaires, les troubles antérieurs de l'articulation... sont causes éminemment favorables à la production d'une luxation. — Je dirai encore, que les coups violents directement ou indirectement portés sur l'articulation, les tiraillements des jeux enfantins, les chutes d'un lieu élevé, sont les causes le plus ordinairement déterminantes.

J'ajouterai enfin, que la simple contraction musculaire des mouvements violents (convulsions épileptiques... acrobaties...) peuvent suffire à la provoquer.

Les lésions sont une exagération de celles de l'entorse. Les ligaments sont donc tiraillés, rompus, effilés, les muscles allongés, les petits canaux déchirés, le sang épanché, la synoviale irritée..., etc .., tout autant de lésions évoluant autour de la lésion primordiale qui est LE DÉPLACEMENT OSSEUX PERMANENT : permanent parce que les liens sont rompus, mais permanent aussi, plus tard, parce qu'il s'est formé des rétractions fibreuses qui maintiennent l'irrégularité de la position, et parce que les os déplacés se sont habitués et adaptés à leur vicieuse situation, une fois qu'ont été calmées les douleurs aiguës du début.

Dans les luxations graves il y a aussi parfois des lésions de la peau, des excoriations, voire même des plaies véritables et des arrachements musculaires....

La douleur et l'impossibilité des mouvements caractérisent la luxation ; — je crois en avoir assez parlé pour n'avoir pas à y revenir, et l'une et l'autre sont suffisamment expliquées par les lésions que nous avons vues.

J'aime mieux vous faire remarquer l'attitude très particulière des membres qui se placent dans la position la plus apaisante et qui se sont plus ou moins raccourcis *malgré l'intégrité des os.* — J'aime mieux vous montrer aussi la déformation de la jointure qui est devenue non seulement irrégulière, mais encore épaissie et élargie, puisqu'une extrémité osseuse s'est portée dans un sens, et l'autre dans un sens opposé.

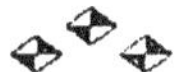

Une luxation doit être *réduite*, je veux dire qu'il faut que les os soient remis à leur place. — De plus elle doit être *réduite de bonne heure* pour ne pas laisser les lésions s'invétérer et les os s'habituer à leur fausse situation.

Mais cela regarde le chirurgien.

Quant à nous, nous devons, en l'attendant, placer le membre luxé dans une position favorable, l'immobiliser doucement *dans la situation qui lui plaira*, et le rafraîchir par l'eau froide si la douleur est vive.

La réduction une fois obtenue, les écharpes, la compression ouatée... constitueront le pansement classique. — Puis, les mouvements seront petit à petit repris, les raideurs combattues par les frictions, les massages, les bains de vapeur et les douches.

L'atrophie musculaire sera traitée par le massage et par l'électricité; et plus tard une saison à Bourbonne, à Barèges, à Aix-les-Bains, sera avantageusement conseillée.

◆

Qu'arrive-t-il quand une luxation n'a pas été réduite en temps voulu, c'est-à-dire quand elle est devenue *ancienne*? — Il arrive — (au bout d'un temps d'ailleurs très variable) — que des modifications telles se produisent dans les parties molles, et même dans les parties dures, qu'il en résulte une véritable *irréductibilité*.

Du côté des parties molles, les muscles s'atrophient et se fondent. Certains d'entre eux, raccourcis par suite de la diminution dans la longueur du membre qu'amène le déboitement articulaire, conservent cette adaptation, je veux dire, cet état de raccourcissement, et forment ainsi des brides résistantes. — Les ligaments articulaires se « durcissent » en quelque sorte, se ratatinent, et maintiennent solidement, eux aussi, la position vicieuse. — Toutes les parties molles d'ailleurs, sont atrophiées, toute la région se montre amaigrie.

Du côté des parties dures, les os étant *irrités* et mal irrigués à cause des lésions des canaux sanguins, il en résulte dans leur nutrition des troubles qui aboutissent à des déformations osseuses, à des rugosités, à de véritables stalactites — obstacles invincibles à la réduction du déplacement. — Quelquefois même, des parcelles dures détachées au moment de l'accident, s'en vont un beau jour constituer au centre de la jointure, de véritables corps étrangers, sources de douleurs, causes d'épanchements répétés, et points de départ d'arthrites.

J'ai terminé, Mesdames, mais il me semble trop important — dans les deux affections dont je viens de parler — de savoir COMPRIMER et de savoir MASSER, pour que je ne dise pas, en manière de conclusion, quelques mots de ces deux pratiques.

La compression se définit d'elle-même ; mais comment la réaliser ? On ne doit pas, par une simple striction circulaire trop forte risquer d'interrompre le courant de la circulation. — D'autre part, il est difficile, avec une bande seule, d'obtenir une pression suffisamment régulière, étant donné les méplats, les saillies..... et en somme les irrégularités de la surface d'un membre.

Il faut donc autre chose ! — Il faut, pour *égaliser* la pression, et pour qu'elle soit continuelle et douce, entourer toute la région d'une épaisse couche de ouate simple qui, en vertu de sa souplesse et de son élasticité. diffuse la pression, l'uniformise à toutes les parties, et la maintienne constante.

La ouate ordinaire est, pour cela, plus souple, plus élastique et plus douce que la ouate blanche ou hydrophile, et il ne faut pas craindre d'en appliquer beaucoup, car plus il y en a, plus la compression est régulière ; plus il y en a, plus elle est uniforme ; plus il y en a, mieux on peut serrer sans crainte d'interruption circulatoire, et mieux se fait la répartition des pressions.

Les vieilles bandes de toile sont supérieures ici aux bandes neuves et aux bandes de tarlatane ; car les bandes neuves glissent désespérément les unes sur les autres, et les bandes de tarlatane s'amincissent, se mettent « en ficelle », et même se déchirent.....

Ainsi faite, la compression ne suspendra point la circulation sanguine, et par conséquent n'affaiblira pas la vitalité des tissus. — Elle fera cent fois mieux ; elle facilitera la résolution des « engorgements », elle soutiendra les parois vasculaires, elle diminuera les volumes exagérés ; — et voilà pourquoi, tout en étant surveillée, elle devra être longtemps maintenue, et par des séances, renouvelées, de plusieurs jours.

◈

Le massage, lui, a la prétention de triturer les caillots, d'évacuer le gonflement en le diffusant, et d'aider la circulation. — Ce merveilleux procédé, qui est aussi efficace entre des mains exercées, que dangereux chez les « rebouteurs », est réalisé par des frictions de moins en moins douces, et pratiquées dans un seul sens, je veux dire dans celui du retour du sang vers le cœur, (par exemple : du pied vers le genou, ou de la main vers l'épaule.)

Ces frictions, qui sont singulièrement aidées par l'usage d'un corps gras comme la vaseline, ou d'un corps pulvérisé comme le talc ou l'amidon, ces frictions dis-je, doivent être d'abord une sorte d'effleurage de la peau, puis une série de pressions ascendantes, régulièrement faites sur tous les points de la région malade, et avec la pensée d'évacuer, en les poussant (vers le cœur), les infiltrations, causes d'engorgements.

Elles arrivent ainsi, et par intensités progressives, à constituer — avec le temps et l'accoutumance du malade — un véritable pétrissage et une sorte de malaxation des tissus, bien dignes d'activer la vitalité de leurs éléments, et les échanges nutritifs qui s'y doivent faire.

Dix à quinze minutes suffisent, en général, pour une séance ; et d'ailleurs, il faut se laisser guider par les sensations ressenties, par les effets obtenus, par l'époque plus ou moins éloignée de l'accident...

Je n'en dirai pas plus, car vraiment je n'ai voulu qu'une chose : vous dire du massage quel est son but, et ce que vous devez, vous, pratiquement en connaître.

TABLE DES MATIÈRES

Montpellier. — Imprimerie de la Manufacture de la Charité.

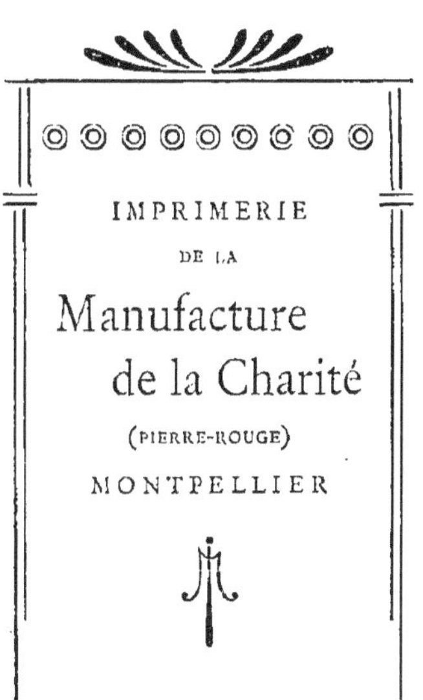
IMPRIMERIE
DE LA
Manufacture
de la Charité
(PIERRE-ROUGE)
MONTPELLIER

www.ingramcontent.com/pod-product-compliance
Lightning Source LLC
Chambersburg PA
CBHW070543200326
41519CB00013B/3107

* 9 7 8 2 0 1 1 3 1 5 4 2 7 *